现代著名老中医名著重刊丛

妇科经验良方

杨志一　编著

人民卫生出版社

图书在版编目（CIP）数据

妇科经验良方/杨志一编著 . —北京：人民卫生出版社，
2008.1

（现代著名老中医名著重刊丛书　第五辑）

ISBN 978-7-117-09576-1

Ⅰ. 妇… 　Ⅱ. 杨… 　Ⅲ. 妇科病-验方-汇编 　Ⅳ. R289.5

中国版本图书馆 CIP 数据核字(2007)第 186249 号

现代著名老中医名著重刊丛书

第 五 辑

妇科经验良方

编　　著：杨志一

出版发行：人民卫生出版社（中继线 010-59780011）

地　　址：北京市朝阳区潘家园南里 19 号

邮　　编：100021

E - mail：pmph @ pmph. com

购书热线：010-59787592 　010-59787584 　010-65264830

印　　刷：廊坊一二〇六印刷厂

经　　销：新华书店

开　　本：850×1168 　1/32 　印张：3.75

字　　数：74 千字

版　　次：2008 年 1 月第 1 版 　2022 年11月第 1 版第 5 次印刷

标准书号：ISBN 978-7-117-09576-1/R·9577

定　　价：10.00 元

打击盗版举报电话：010-59787491 　E-mail：WQ @ pmph. com

（凡属印装质量问题请与本社市场营销中心联系退换）

自 20 世纪 60 年代开始，我社先后组织出版了一批著名老中医经验整理著作，包括医论医话等。半个世纪过去了，这批著作对我国近代中医学术的发展产生了积极的推动作用，整理出版著名老中医经验的重大意义正在日益彰显，这些著名老中医在我国近代中医发展史上占有重要地位。他们当中的代表如秦伯未、施今墨、蒲辅周等著名医家，既熟通旧学，又勤修新知；既提倡继承传统中医，又不排斥西医诊疗技术的应用，在中医学发展过程中起到了承前启后的作用。这批著作均成于他们的垂暮之年，有的甚至撰写于病榻之前，无论是亲自撰述，还是口传身授，或是其弟子整理，都集中反映了他们毕生所学和临床经验之精华，诸位名老中医不吝秘术、广求传播，所秉承的正是力求为民除瘼的一片赤诚之心。诸位先贤治学严谨，厚积薄发，所述医案，辨证明晰，治必效验，不仅具有很强的临床实用性，其中也不乏具有创造性的建树；医话著作则娓娓道来，深入浅出，是学习中医的难得佳作，为近世不可多得的传世之作。

由于原版书出版的时间已久，已很难见到，部分著作甚至已成为学习中医者的收藏珍品，为促进中医临床和中医学术水平的提高，我社决定将一批名医名著编为《现代著名老中医名著重刊丛书》分批出版，以飨读者。

第一辑收录 13 种名著：

《中医临证备要》　　　　　　　　《施今墨临床经验集》

《蒲辅周医案》 　　　　　　　　《蒲辅周医疗经验》

《岳美中论医集》 　　　　　　　《岳美中医案集》

《郭士魁临床经验选集——杂病证治》

《钱伯煊妇科医案》 　　　　　《朱小南妇科经验选》

《赵心波儿科临床经验选编》 　　《赵锡武医疗经验》

《朱仁康临床经验集——皮肤外科》

《张赞臣临床经验选编》

第二辑收录 14 种名著:

《中医入门》 　　　　　　　　《章太炎医论》

《冉雪峰医案》 　　　　　　　《菊人医话》

《赵炳南临床经验集》 　　　　　《刘奉五妇科经验》

《关幼波临床经验选》 　　　　　《女科证治》

《从病例谈辨证论治》 　　　　　《读古医书随笔》

《金寿山医论选集》 　　　　　　《刘寿山正骨经验》

《韦文贵眼科临床经验选》 　　　《陆瘦燕针灸论著医案选》

第三辑收录 20 种名著:

《内经类证》 　　　　　　　　《金子久专辑》

《清代名医医案精华》 　　　　　《陈良夫专辑》

《清代名医医话精华》 　　　　　《杨志一医论医案集》

《中医对几种急性传染病的辨证论治》

《赵绍琴临证 400 法》 　　　　《潘澄濂医论集》

《叶熙春专辑》 　　　　　　　《范文甫专辑》

《临诊一得录》 　　　　　　　《妇科知要》

《中医儿科临床浅解》 　　　　　《伤寒挈要》

《金匮要略简释》 　　　　　　《金匮要略浅述》

《温病纵横》 《临证会要》

《针灸临床经验辑要》

第四辑《方药中论医集》收录 6 种名著：

《辨证论治研究七讲》 《中医学基本理论通俗讲话》

《黄帝内经素问运气七篇讲解》 《温病条辨讲解》

《医学三字经浅说》 《医学承启集》

第五辑收录 19 种名著

《现代医案选》 《泊庐医案》

《上海名医医案选粹 》 《治验回忆录》

《内科纲要》 《六因条辨》

《马培之外科医案》 《中医外科证治经验》

《金厚如儿科临床经验集》 《小儿诊法要义》

《妇科心得》 《妇科经验良方》

《沈绍九医话》 《著园医话》

《医学特见记》 《验方类编》

《应用验方》 《中国针灸学》

《金针秘传》

这批名著大多数品种原于 20 世纪 60 年代前后至 80 年代初在我社出版，自发行以来一直受到读者的广泛欢迎，其中多数品种的发行量都达到了数十万册，在中医界产生了很大的影响，对提高中医临床水平和中医事业的发展起到了极大的推动作用。

为使读者能够原汁原味地阅读名老中医原著，我们在重刊时采取尽可能保持原书原貌的原则，主要修改了原著中疏漏的少量印制错误，规范了文字用法和体例层次，在版式上则按照现在读者的阅读习惯予以编排。此外，为不影响原书内容的准确性，避免因换算造成的人为错误，部分旧制的药名、病名、医学术语、计量单位、现已淘汰的检测项目与方法等均未改动，保留了原貌。对于犀角、虎骨等现已禁止使用的药品，本次重刊也未予改动，希冀读者在临证时使用相应的代用品。

人民卫生出版社

2007 年 11 月

4

吾国医学初无妇科之分，有之，则自扁鹊始。《史记》曰：扁鹊名闻天下，过邯郸，闻贵妇人，即为带下医。所谓带下医者，即妇科之别称也。因妇人多带下病，故以名耳。迨至汉代医圣张仲景氏出，始搜集汉代以前之医法医方，著为《伤寒》、《金匮》二书，其中亦论及妇人病，而未尝著述专门妇科书也。至宋代《圣济总录》出，始分论妇科一门，明·王肯堂撰《六科准绳》亦有妇科一种。清·武之望因之而成《济阴纲目》与《医宗金鉴》中之《妇科心法》为近代言妇科之最详者。至于其他妇科书中，独具只眼者则有《傅氏女科》。搜集医方者则有《妇人良方》，然时远年湮不古而古矣。近百年来，妇科书殆无新著。处此人事日繁，病变万端之今日，此区区者尚足以应治疗卫生之用哉！

杨子志一，余老友也。医学之深邃，迥非时辈所可及，而于妇科一门，尤有心得。近编《妇科经验良方》一书，内容共分经、带、胎、产、种子、安胎、乳病、隐病等十门，先总论，次证治，再次验方，材料新颖，

1

论治精详。以稿示余，索为叙言，是敢不揣谫陋，为之言以冠诸篇首，仅叙其大略，如此安足以扬其真美善之万一哉！

民国廿二年三月四日余择明谨叙

目录

3

4

5

6

7

第一章　调经总论

【经病与生殖】　夫女子年届花汛，生殖成熟，经水应月而下，此生理之常态也。反之，经行之际，或超前，或落后，或为不行，或为崩漏，此不特失生理自然之常，足以影响康健。且为生殖不健全之征，足以妨碍生育，其关系女界幸福，诚非浅也。

【经病之种种】　考经之不调（包括以上四种而言），不外数种：曰肝郁气滞也，瘀血停阻也，曰脾弱不运也，曰神经衰弱也，曰肾水不足也。此数者之中，靡不与肝病息息相关。何则？以肝为腺体之主脑，又为藏血之脏，遍体血液赖以调节。恽氏有曰：冲脉云者，乃妇人月经分泌之机关，肾藏势力之领土，该子宫卵巢诸生殖腺而言者也。其地位在小腹，其脉络与肝相通。肝气上逆者，月经不调；肝气虚弱者，天癸竭绝。故云：肝藏血，而冲为血海。由此可知，肝气郁结，则冲任储蓄收放之机能，失其常度，足为月经不调之主因者一也。先哲云：气为血之帅，气行则血行，气滞则血凝。所谓气行者，指肝气条达而言也。肝气郁滞，则血液随之而凝结，瘀血积于子宫，新血不得下行（亦有寒客胞宫者又当别论），欲经之通行，乌可得乎？此肝郁气滞，足为月经不调之原因者二也。且肝气条达，则神经舒缓，脾健血足，月经何不调之有！惟其肝失调达，气不下行，脾胃因之不运（西医所谓神经性胃病），大便为之闭结。盖胃为水谷之海，生化气血之源，脾胃既不运纳，气血无从生化，则冲任空虚，经自病矣。此月经不调，责在肝病传脾者三也。复次，妇女操劳过度，血液耗亏，或大病之后，元气未复，于是神经失血为养，则为神经衰弱，为头眩神疲。血不下注，则为子宫空虚，为行经稀少，此月经不调，责在肝血不足者四也。至于肾水不足，与肝病何涉乎？不知肝为乙木，肾为癸水，乙癸本属同源，肾水不足，肝火必旺，火旺血热，行经先期；甚或卵巢萎缩，分泌功用失职，子宫因无卵子之产生，经水之来源断绝，此干血痨之渐，责在肝肾虚弱者五也。总之，妇女经病，虽不尽属于肝病，但肝病之妇女，莫不患经病，可断言矣。

【调经之大要】 以故调经以治肝为先。如肝郁经病者，疏肝理气以调之；瘀阻经病者，疏肝祛瘀以调之；血虚经病者，养血柔肝以调之；神经衰弱者，治以温补奇经；脾虚不运者，治以扶土抑木；肾水不足者，治以滋水涵木。此数语者，已尽调经之大要，下列各方，无非扩充发挥，以资印证而已。

第一节 经行先期

经行先期者，经来之期，按月超前而至，或早一二日，或早三五日，或有早至七八日以上者，则属一月经再见矣。其超前而至，有太多者，有太小者，兹以其症状之不同，而分别述之于下：

甲 血热内壅之经行先期

【原因】 血热内壅，致体中之血液运行失常。盖神经与细胞，得热则兴奋，故超过常度，使卵巢之分泌液早熟。

【症象】 每月经来，超前一二日，或三五日。或多或少。其多者，属阴虚，若超前而少者，属热甚，但虚与热之辨，仍当以脉症详之。有谓超前七八日以上者为气血俱热，或称为子宫热，其实全体之内，热则均热，不当如是分别。故血热并于上者，为目赤、口糜、鼻衄、烦渴等症；血热并入子宫，卵巢受其熏灼，必致经来先期矣，其脉多弦数，舌赤、尖有朱点、苔色微黄。

【治法】 热甚者清其热，阴虚者滋其阴，选用傅氏方。清热宜清经散，滋阴宜两地汤。

【处方】 地骨皮三钱 粉丹皮钱半 杭白芍四钱 大生地五钱 青蒿梗钱半 白茯苓三钱 川黄柏一钱 青子芩钱半

上方水煎服，连服二剂。（加减清经散）

【又方】 大生地五钱 京玄参三钱 真阿胶三钱 地骨皮三钱 生白芍五钱 大麦冬三钱

上方水煎服，连服五剂。（两地汤）

【说明】 方之于病，惟求其当而已，滋篇选用傅氏二方，分量药味，皆略为加减。子芩清热，治经期超前有捷效，古方有一味子芩丸，其故可深思也。龟版、鳖甲，能治子宫内膜发炎，盖寒以清热，重以达下，用以治经水先期由于内热者，必能获效也。

3

乙 郁怒不舒之经行先期

【原因】 人当忧郁之时，则感觉运动诸能力同时减退，血行迟滞，静脉膜胀，肺气不舒，时作太息，胸闷脘满，而郁极不舒，必有暴发之日，则忿怒是已。怒则肝气横逆，即肝细胞之分泌素，具迫血上行之作用，兴奋太过，刺激运动神经之中枢，发为头晕，胁痛，肢体拘急，血液发酸而腐败，及心烦躁急等症，俗说以为神经病。古说归之肝病，因郁怒之故，而肝脏易受病也。肝为体中最大腺体，分泌胆汁，制造肝糖，且营兴奋神经之作用，其工作较勤，故需要营养成分较多，其受病亦易。凡郁遏不舒及忿怒太过，血液不能运行常道，肝脏必发生变化，而为肝气横逆，经脉沸腾，月经遂先期而至矣。

【症象】 经期超前之原因甚多，实不限于郁怒不舒之一种，惟头晕，胁痛、胸闷脘满、吞酸、吐苦、脉弦、苔白，为郁怒不舒者必有之现状。郁则血行迟缓而脑部贫血，怒则血行加速而脑部充血，皆足以使头部昏晕；两胁为肝脾之部，肝脾充血而肿大，故胁下痛；胸闷脘满，为肺胃不舒之现象；胃酸停滞则作酸；胆汁上溢则口苦；脉弦乃紧急之象，属经脉之强直，气郁之不舒，忿怒太过，神经运动中枢受肝细胞分泌液之刺激而兴奋过度者，多有此象。

（1）郁闷不舒者 精神困顿，感觉减退，懒于运动，静脉郁血，肺气不舒，时作太息，胸闷脘满，脉弦滞，舌赤、苔白，饮食不畅等症。

（2）忿怒太过者　头晕，胁痛，肢体拘急，吞酸，吐苦，心烦躁急，胸闷脘满，脉弦而数等症。

【治法】　因郁遏不舒者，舒其郁；忿怒太过者，养其肝。选用八味逍遥散及一贯煎二方，加减治之。

【处方】　全当归三钱　青子芩钱半　青柴胡五分　白扁豆三钱　生白芍三钱　炒山栀钱半　怀山药三钱　白茯苓三钱

上方水煎服，连服三剂，（加减八味逍遥散）治郁遏不舒。

当归身三钱　北沙参钱半　生牡蛎四钱　川楝子钱半　大生地三钱　生白芍三钱　女贞子三钱　小川连八分　吴萸二分二味同炒

上方水煎服，连服五剂，（加减一贯煎）治忿怒太过。

【说明】　古之医者，以逍遥散一方，统治诸郁，谓木郁达之。木郁解而诸郁皆解也。薛立斋、张景岳，皆以此为惯技。清代吴鞠通氏谓：逍遥散之主治，惟宜郁遏不舒者，以擅其升达之用。若忿怒太过之症，既已上升为病，复用逍遥，直是助纣为虐。惟吴氏拟用新绛旋覆花汤，以疏通肝气，以专为痰浊瘀血凝滞者而设。若津液虚弱，肝阳独旺，发为心烦躁急，忿怒太过之病，新绛、旋覆，亦非所宜。余故选用魏玉璜之一贯煎加减治之，庶几合拍。至郁遏不舒而兼有痰血食滞凝结者，以用六郁汤法，如香附、山栀、苍术、建曲、赤芍、滑石、通草等类，方足以化其滞而开其郁。

丙　气血虚弱之经行先期

【原因】　气血虚弱，血管薄弱，气血运行失常，致子宫内膜之血液，稍停积，即破裂外出。我国古说所谓心脾内虚，气血因而虚弱，冲任失职，不时漏下是也。

【症象】　舌苔白润，脉来虚软，身体虚弱，精神困倦，少气不足以息，头昏目眩，心悸怔忡，饮食无味，或不思饮食，每月经期必超前而至，色多鲜红。

【治法】　宜补心肾之气，益气血之虚，拟归脾汤加减治之。

【处方】　炙黄芪三钱　炒於术钱半　炒白芍钱半　五味子五分　潞党参三钱　白茯苓三钱　炙甘草八分　大熟地三钱　当归身钱半　广木香五分　兴化桂圆肉十枚（先煎代水）。

【按】　上方水煎服，连服三剂或五剂，以愈为度。

第二节　经行后期

后期之至，与先期适成反比例，不过超前落后之不同耳。其原因病理，大略相同，其不同者，一为激动月经早期排泄，一为致月经排泄机能障碍，较平常略为迟缓，兹研究其不同之点，分别述之于下。

甲　血室虚寒之经行后期

【原因】　身体羸瘦，气血不足，卵巢之机能减退，不能按时产生卵子，或积有寒邪凝结，致血行障碍而经行后期者。

【症象】 舌色淡、苔薄白，此血分有寒之朕兆；或白而厚腻者，乃寒湿痰浊之凝滞。脉象两尺沉弱而迟，或沉紧者，甚或六部皆现沉弱沉紧之象，大抵沉迟宜温补，沉紧宜散寒。经来色淡而少，亦有经色如常，排泄之量不减少者，惟以经水迟来，色淡而少，腹痛喜按，为血海虚寒之确证。

【治法】 散其寒邪，补其虚弱，补虚用加减温经汤，散寒用坐药。

【处方】 鹿角霜三钱 台乌药钱半 肉桂心一钱 炒川芎八分 巴戟肉三钱 全当归三钱 淡吴萸五分 杭白芍钱半

【加减】 身热加炮姜五分，炙甘草五分，麦门冬钱半，自汗加浮小麦三钱，炙黄芪二钱，饮食减少加生熟谷芽各三钱。

上方水煎服，连服三剂。

【坐药方】 蛇床子一两，研成细末，和入朴粉二钱，或加入肉桂、吴萸、麝香、艾绒、小茴等更佳。上药以绢袋盛之，大如指，长三四寸，纳入阴中，一日一夜，更换一次，下清冷黄水，自愈。外用艾汤熏洗，尤佳。

乙 生冷寒滞之经行后期

【原因】 经行之际，误服生冷寒滞之物，或行冷水浴及游泳等事，血液因寒而凝，卵巢分泌力减退，发为经行后期。

【症象】 脉多弦紧，紧是寒搏之象，右关兼滑兼郁滞，如沉弦之脉有郁遏不舒之象者，为生冷宿食之停积；舌色白、而苔腻，或有灰黑色，或大腹疼痛，为酸冷之物凝滞在胃，或少腹疼痛，为子宫内壁之血液因受寒凝结之故。

【治法】 宜温经散寒，宗乌药散加味。

【处方】 台乌药钱半　制香附二钱　川桂枝一钱　制延胡钱半　广陈皮钱半　细青皮一钱　淡吴萸四分　全当归三钱

上方水煎服，连服二剂。

丙　血热内炽之经行后期

【原因】 昔贤学说，谓寒则血凝泣，热则血沸腾，故以超前为热，落后为寒，此其常也。然亦有因高度炎热之熏灼，血液浓厚而致干枯，子宫内膜血管之紫血，积滞益甚，而为瘀结，虽受卵子之冲激，暂时不能外出，必待卵巢分泌液充满子宫，方始破裂而下，此因热而致经行后期之病理，与因寒而致经行先期者，适成反比例。

【症象】 脉沉数而郁滞，舌绛苔黄，经行后期，色紫黑而气极臭腐腥秽，口渴喜饮，心中烦闷而热，大小便解而不畅，少腹阵痛等症。

【治法】 清热导浊，拟加减芩连四物汤治之。

【处方】 大生地五钱　赤白芍各二钱　京玄参三钱　吴萸炒小川连六分　泽兰叶钱半　青子芩二钱　川楝子钱半　紫丹参二钱　赤茯苓三钱　飞滑石三钱

上方水煎服，连服三剂。

丁 痰浊阻滞之经行后期

【原因】 膏粱自奉太过，脂肪阻滞，消化不良，积滞于内，酝酿成湿，乃生痰浊。因痰浊之阻滞，妨碍卵巢之分泌，发为经行后期。

【症象】 舌苔淡白而黏腻，脉软而滑，或沉而缓，此痰浊停滞，肺胃之气不宣，心脏及动脉受其影响之故。经行后期，色淡而少，或白带夹下，凡此皆痰湿为患之象。

【治法】 用辛温快脾，芳香化浊，方用香砂六君子汤加减。

【处方】 制香附钱半　生茅术钱半　白茯苓三钱　砂仁末八分　新会皮钱半　香佩兰二钱　潞党参钱半　炒半夏二钱　炒苡米三钱

上方水煎服，连服五剂。

【按】 经行或先或后，或多或少，无定型者，多由肝气郁遏，肾阴内耗，或脾胃虚弱，中气受戕，以及思虑之太过，忿怒之不已，皆足令发生如是之症状。读者于前列各症方法、症候中，详细考察，则不至歧于路矣。

第三节　经行无定

甲　经行若断若续

【原因】 薛氏云：血者，水谷之精气也，调和五脏，洒陈六腑，在男子则化为精，在妇人上为乳汁，下为血海，故虽心主血，肝藏血，亦皆统摄于脾。脾虚无权统摄，则经行断续，此血虚之征，非有余之兆也。

【症象】 神疲肢软，面少华色，脉象虚细，经水行后复行，色淡而量多。

【治法】 以补血益气为主，参以止血之品。使血足而归经，归经而血静也。方用当归补血汤合四物汤加减。

【处方】 大熟地一两 全当归五钱 大白芍三钱 炙黄芪一两 生白术五钱 山萸肉三钱 黑荆芥三钱 川续断二钱 炙草一钱

乙 经行或前或后

【原因】 冲为血海，其脉络与肝相通，女子气血调和，肝气疏达，则经水如期而至，自无不调之理。若经行前后不一者，乃肝郁气滞，血行失于调节耳。

【症象】 沉默寡欢，动辄忿怒，肝郁不扬，纳谷减少，甚且胁腹作痛，或则经行畅而准确，或则乱而不畅，皆以肝郁与否为转移。

【治法】 舒肝肾之气，补肝肾之阴。方用傅氏定经汤。

【处方】 当归一两，酒洗 白芍一两，酒炒 熟地五钱 菟丝子一两，酒炒 怀山药五钱 云茯苓三钱 黑荆芥二钱 柴胡五分

上方水煎服，连服三四剂。

第四节 经行过多

妇女月经，每次所排泄之分量，平均计之，未嫁者约

10

二两，已嫁及曾经生产之妇，则略多于此。又我国古说，谓为"三十时辰两日半"。盖指排泄经水之时间而言，设或其时间与分量，逾于此数，则为过多，因其有种种之原因，分别解释之。

甲　血热妄行之经行过多

【原因】　血热本重，或邪热入于血分，或服食辛热之物，或相火妄动，皆足以使血液起最高之热度。妇女每月必行之经水，于是因热而致排泄之分量增多，为过期不止，为不时漏下，中医皆包括于血热妄行之病理，西医所谓两次月经作一次来者是也。

【症象】　舌绛苔黄者，为湿热入于血分；舌赤无苔者，多属阴虚内热。脉弦而数，心中烦热，口苦而渴，喜冷恶热，或胁下刺痛，经来过多，有倾泻之势，色多鲜红，或作紫块，气极腥秽，或过期不止。

【治法】　凉血固经，以清其因热迫妄行之血。

【处方】　大生地五钱　真阿胶三钱　生白芍四钱　侧柏炭三钱　青子芩三钱　炒山栀钱半　肥知母钱半　血余炭三钱

【加减】　口渴加玄参、花粉各三钱，胁下痛加延胡索、川楝子各一钱，子宫热加地骨皮三钱，龟版六钱。

上方水煎服，连服三剂。

乙　气血虚弱之经行过多

【原因】　心脏衰弱，则静脉郁血，腹壁腔及子宫内膜，皆血管最多之部，郁血既多，破裂堪虞，中气下陷，则气无鼓动之机，心脾亏损，则气无摄纳之权，血液顺行而下，致经水多而且久，此经水所以过多之原因也。所云气无鼓动之机、无摄纳之权，一则指各个细胞分裂动作之功用减少，一则指神经调节静脉吸收之能力不足，血液顺流而下，故经来过多。其经水中所含之成分，血液必较多，是可证明者也。甚或所下为完全之血液，则又为崩漏之渐矣。

【症象】　脉虚弱无力，或沉伏如无，最危则浮大无根，精神困倦，头眩眼花，耳鸣唇白，经水过多不止，有凝固之胶性，因所下多属完全之血液故也。

【治法】　急以扶阳摄阴，心脾双补之剂。方用八珍汤加减。

【处方】　吉林参三钱　杭白芍三钱　生地炭三钱　野于术钱半　炙甘草八分　云茯苓三钱　当归头四钱　生黄芪四钱　贯仲炭钱半

【加减】　腹痛加阿胶三钱，艾绒炭一钱；下多加煅龙骨、牡蛎各五钱，甚则加棕皮炭三钱。

第五节　经水逆行

甲　经水逆行之属肝气者

【原因】　肝气上逆，血不下行，以致经水不行，吐衄交作，俗名倒经。盖肝为藏血之脏，其性最急，宜顺不宜逆，顺则气安，逆则气动，气动则血不下行，而反上逆矣。

12

【症象】 头目眩晕，血从口鼻出，脉象弦滑，舌苔或光或剥，气逆不能平卧。

【治法】 顺气平肝，引血归经。慎勿误作痨症治，致成痼疾。拟傅氏顺经汤加味。

【处方】 全当归五钱 大生地五钱 生白芍二钱 丹皮五钱 白茯苓三钱 北沙参二钱 黑荆芥三钱 牛膝炭三钱 茜草根二钱

【按】 上方水煎服，一剂而吐血止，二剂而经顺，十剂不再发。

乙 经水逆行之属血热者

【原因】 血分本热，肝火乘之，于是经不下行，反上逆而为吐衄，西医所谓代偿性月经是也。

【症象】 面赤口渴，脉弦而数，舌绛质红，狂吐不止，血色鲜红。

【治法】 降火下行，血自归经。方用犀角地黄汤加味。

【处方】 犀角尖三分冲 鲜生地八钱 生白芍三钱 粉丹皮三钱 黑山栀三钱 牛膝炭三钱

丙 逆经简效良方

【第一】 用陈京墨磨汁服之，其血即止。

【第二】 童便一盅顿服之，亦效。

【按】 此症由于经水久闭，或血随气而上逆，或血因热而上溢，先以此法止之，再调月经，务使经水通行，方可无虑。

第六节 经行不利

经行不利，是专指过少而言。或平素身体虚弱，气血不充，致卵巢分泌失职；或暂时感受病症，致生障碍，如寒湿之停滞，故排泄之量减少，而时间短促，当分别治之。

甲 血室虚寒之经行不利

【原因】 子宫（古称血室）虚寒，则输卵管萎缩，卵巢之分泌功用失职，产生卵子较少，而致经行不利。子宫之所以虚寒者，不外心肾之阳不振，致体中造温机能低减，血液运动之力衰少，而成经络寒凝之循环障碍。子宫为下焦主要部分，亦因而感受虚寒，发生贫血之现状，卵巢排卵机能极为薄弱，或竟无排卵之可能，故经水日见其少，甚或月事不来。

【症象】 脉软弱，舌淡白，每月经来，色淡而量渐减少，腰中及少腹隐隐发痛，不耐久坐，得热稍止，带下清冷，倦怠少气，消化障碍，饮食减少，或有肠鸣泄泻等症。

【治法】 拟用温经扶阳，及调补子宫复剂。

【处方】 淡吴萸五分 炒白芍钱半 川桂枝一钱 真阿胶二钱 当归身钱半 吉林参一钱 炒半夏钱半 粉丹皮钱半 炒川芎一钱 炙甘草八分 麦门冬二钱 淡干姜六分

上系古方温经汤方，水煎服，连服二剂。

鹿角胶二两 大熟地三两 当归身三两 巴戟肉三两

14

真阿胶二两　杭白芍两半　熟附片三钱　野白术一两　紫河车一具　炒川芎一两　炒党参一两　鸡血藤胶二两

上系新订温补子宫方，共制为膏剂或丸剂均可，日服三钱，开水送下，甚者早晚两次，连服一料。

乙　下焦寒湿之经行不利

【原因】　下焦为肾脏、大肠、子宫、膀胱之总称，寒湿凝滞，则循环障碍，经络壅塞。究寒湿之因何而生，乃生冷瓜果之杂投，脾胃之阳为之衰弱，及纵欲输泄之无度，肾脏之阳为之耗伤，脾肾之阳既亏，则温度低减，循环障碍，津液凝滞，致生痰浊，斯即寒湿之症成矣。子宫受寒湿之妨害，致血行迟缓，卵细胞之生活机能，亦为寒湿所侵略而退化，故欲行不畅，而卒至所下无多也。

【症象】　少腹胀痛，胸闷脘满，或肠鸣腹痛，大便泄泻，稀薄清冷，脉弦滞，苔白腻，经来色白，量渐减少。

【治法】　拟通阳气，和血液，化湿浊。方用乌药散加减。

【处方】　台乌药钱半　川桂枝一钱　川楝子一钱　制延胡一钱　广木香八分　全当归钱半　云茯苓三钱　炒赤白芍各钱半

上方水煎服，连服三剂。

外用温罨法（用附子、肉桂、麝香、硫黄等各少许研，脐下，罨自温）、熏洗法（用蛇床子、花椒、吴萸等，煎汤熏洗）皆佳。

15

丙　瘀热内蓄之经行不利

【原因】　血热瘀积，停滞于内，发为经水不利，行而不畅，虽来无多，其原因以热邪熏灼，津液干枯，使子宫内膜之静脉，郁血停滞，而为瘀积，使黏膜之分泌，变其成分，而为浓厚之白带，故瘀热在内之经行不利，必兼有浓厚之白带，此定例也。

【症象】　经来无多，其色或紫或黑，经后白带频频，其质浓厚，有腥秽腐浊之气。其全身症状，内热少寐，唇焦舌红，脉来弦数，心烦口渴，渴喜冷饮，腰酸，腹胀等症。

【治法】　清热活血行瘀，方用加减清热调经汤。

【处方】　鲜生地五钱　粉丹皮钱半　生蒲黄三钱包青子芩钱半　紫丹参三钱　生赤芍钱半　川牛膝三钱　川黄柏钱半

上方水煎服，连服三剂。

第七节　经闭不行

肝伤血枯，载于《素问》。恶血不去，著于《千金》。此经闭不行，有虚有瘀之别，所当首先考证也。推及于症瘕之积聚，湿痰之阻滞，或为惊恐之扰，或为房劳之阻，在皆足以发生经闭症状，因其原因症状之不同，故治法亦当有别也。

甲 肝伤血枯之经闭不行

【原因】 古说以中焦受气取汁，变化而赤是为血。究血之所以枯，必因中焦受气取汁，供给变化材料之不足，而为血枯液涸，经水断绝，然必冠以肝伤者，昔人以肝为藏血之脏，血枯即是肝伤。据近代实地之考证，肝细胞吸收食物中糖分，藏于肝体之内，俟消化完竣，则肝中所储之糖，逐渐供给传入于血内，其整然调节，无太过不及之弊者，是肝之功用也。设其吸收之能力薄弱，则糖质溢于上为口甜，泻于下为糖尿，因其藏糖之功，谓之藏血也亦宜。血枯液涸，则肝脏无糖可储，而致燥急。《内经》所谓肝为刚脏。又曰：肝苦急，急食甘以缓之。西医所谓肝体变硬症，皆是类也，故曰肝伤。肝伤与血枯实系两症，然肝伤未有不血枯者，而血枯亦未有不肝伤者，此互为因果者也。肝既伤矣，血既枯矣，卵巢萎缩，经水焉得不断绝者哉！

【症象】 胸胁支满，妨碍饮食，脉息弦细，舌赤无苔，或兼便血唾血，四肢不暖，目眩头重，而经水停闭不行。

【治法】 补肝养血增液，方用新订乌骨鸡丸。

【处方】 乌骨白毛母鸡一只（约重二斤之谱，再重更佳，如太小恐发育不全，力量不及），用熟地黄四两，香附二两，当归身四两，川芎二两，将鸡去毛肠，不见水，揩净，同上药加陈酒二碗，童便一碗，和水煮极烂，以汤煮干为度，取鸡肉焙干，鸡骨炙酥，同药共研极细末，再加后药：吉林参二两，炙黄芪二两，白茯苓

17

三两，粉丹皮两半，炒于术三两，杭白芍二两

【服法】 上药共研细末，与鸡骨肉之细末和匀，蜜炼为丸，如龙眼大，俟干，外加蜡壳封固，服时破除蜡壳，每服一丸，早晚各一服。气虚，参汤下；阴虚，生地汤下；大便秘，玄参知母汤下；咳嗽，川贝橘络汤下；胸闷，砂仁汤下；吐血、咳血，郁金三七汤下；心烦盗汗，朱灯心浮小麦汤下；心悸不寐，夜交藤夜合花汤下。

乙 恶血不去之经闭不行

【原因】 子宫为容纳卵子、精虫之区域，又为排泄经水之部分。使子宫痉挛，排泄之功力减少，阴道闭锁，排泄之道路阻塞，此乃经水因阻碍而积存于阴道、子宫及输卵管内，与卵巢萎缩，经水完全停止者不同，故少腹胀痛拒按，小便微难而不渴，此皆瘀血停滞之证。

【症象】 经闭不行，腹中刺痛，少腹满如敦状，小便微难，大便色黑，脉沉实，苔灰黄。

【治法】 瘀不祛则新不生，欲通其经，必逐其瘀，方用膈下逐瘀汤。

【处方】 五灵脂三钱炒 粉丹皮三钱 炒川芎一钱 制香附三钱 全当归三钱 制延胡二钱 桃仁泥三钱 赤芍药二钱 川红花八分 台乌药钱半 炒枳壳一钱 生甘草八分

丙 症瘕积聚之经闭不行

【原因】《内经》谓：石瘕生于胞中，寒气客于子门，子门闭塞，气不得通，恶血当泻不泻衃以留止，日以益大，状如怀子，月事不以时下。此言寒气客于子

门，为隋唐诸医侈谈风冷之嚆矢。子宫之内，寒凝血瘀，经水停滞，而为石瘕。或由于七情、劳倦之伤，或由于生冷瓜果之积，湿热痰浊，气滞血凝，互结而生，其来也渐，始于局部之痞结，继则邻近之蔓延，终乃遍及满腹，或成经闭之臌胀，或成石瘕之磐据，此经闭不行因于癥瘕积聚之原理也。

【症象】　少腹或胁下及脐旁有硬块，可以手扪而得，或发剧烈之疼痛，不喜手按，有先经闭而后发硬块者，有先发硬块而后经闭者，面黄肌瘦，经停在一年以内可治，经停在一年以外不易治。脉沉细而弱者可治，脉弦大急牢坚者不易治。又饮食不进，脉无和缓之态，舌剥无苔者危。

【治法】　化癥结，破瘀血，舒滞气，和脾胃，方用新订通经汤。

【处方】　当归尾三钱　川牛膝三钱炒　炒莪术一钱　天台乌钱半　炒赤芍钱半　上安桂一钱　制香附三钱　小川芎钱半　生芪皮钱半　炙甘草五分　鸡内金三钱　桃仁泥三钱

上方水煎服，此为化癥结破瘀血之剂，或作丸剂亦可。

丁　湿痰阻滞之经闭不行

【原因】　肥盛之妇，喜啖油腻生冷，脂肪阻滞，湿痰壅积，妨害卵巢之分泌，发为经行后期，甚则经闭不行。

【症象】　与第二节丁条相同，惟经闭不行，为主要之症状。

【治法】　宜用辛香快脾之剂，惟痰胀以攻痰利便为主，而以补脾行气之剂辅之。

【处方】　加减香砂六君子汤，见第二节丁条。

戊　大惊恐惧之经闭不行

【原因】　全体之内，皆有神经纤维以交感联络，而生殖腺与脑部尤有特别之关系，用脑太过之人，生殖器外形多见萎缩，是明证也。男女一至生殖腺成熟之后，则生殖器与神经系之感触，尤为敏捷。惊则气乱，静脉膹胀，神经无调节之能，故气乱矣。恐则气下，肾脏郁血，气机无鼓动之力，故气陷矣。当惊恐之时，神经受剧烈之刺激，于是平日之意志命令，尽失其常度，而生殖系亦发生特别之变化，卵细胞无排卵之可能，子宫壁之充血亦停顿而不下，于是经闭不行矣。

【症象】　经闭不行，神经错乱，饮食无味，卧寐不安，脉搏或浮或沉，且呈无力之状。

【治法】　宜用心理疗法，舒畅其神志，兼以安神养心补益气血之剂，方用琥珀养心丹。

【处方】　西琥珀二钱　青龙齿一两　远志肉五钱　石菖蒲五钱　当归身三钱　川黄连三钱　柏子仁五钱　辰朱砂二钱　白茯神五钱　吉林参五钱　酸枣仁二钱　生地黄五钱　西牛黄一钱

上方共研细末，青果汁法丸，金箔为衣，灯心汤下三钱，日服一次，专治心神不足，善惊善恐。

己　经来行房之经闭不行

【原因】　经来之时，则子宫内血管破裂，瘢痕纵横，新生组织未曾结合，假使误犯房劳，震动太过，延成崩漏等症，所在皆是。惟更有败精瘀浊，凝滞子宫，不能排泄外出，于是经水与精液相搏，裹结而不解，则经水断绝，腹胀日大。

【症象】　经水骤然停止，少腹刺痛不可忍，二便不通，腹胀日大。

【治法】　须将瘀血败精通导而下，则经水可望复行，若疑为胎孕而用安胎之剂，则误矣。方用加味虎杖散合加减导赤散。

【处方】　土牛膝一两　琥珀末冲服，五分，生草梢八分　当门子冲服，五厘　细木通一钱　茺蔚子三钱

上方水煎空心服。

庚　经闭简效方 附斗经癥块干血痨

【第一】　月经久闭方　用晚蚕砂四两，炒微黄色，好黄酒二斤淬之，浸三日去砂，随意饮之，二料即效。（陈修园方）

【第二】　女子经闭形容枯槁方　用麦冬，去心，四斤，熬成膏；何首乌半斤，黑豆拌，九蒸九晒为末，入人乳浸，不计遍数，要晒得一斤重；大熟地四两，红花五钱，酒洗当归四两，酒洗鹿茸五钱，炙酥，共为末，和匀入麦冬膏内，再加炼蜜少许，和为丸如梧子大，每服三钱，渐加至五钱，黄酒滚汤送下。（陈修园方）

【第三】 血枯经闭方 鸡血藤胶研末，温酒冲服，每服三钱，为妇女血枯经闭之圣药。

【第四】 通经良方 （甲）茜草一两，绍酒煎汤服之。（乙）益母草膏常服，甚效。惟经闭有瘀者宜之。

【第五】 斗经外治方 用两头尖一两，韭菜子一两，桂枝三钱，吴萸三钱，川椒三钱，同炒热，新布包于少腹。

【按】 经水适行，偶犯房事，以致经闭腹痛，用此方甚效，或以此方内服煎剂，其效尤速。

【第六】 痞块外治方 用麝香三厘，阿魏三分，芒硝二钱，铺盖痞块上，周围用面条围住，以防药味之散开，上面覆以青布，随用热熨斗频频熨之，使药气内走，即觉腹中畅快，如此多熨数次，无论远年痞块，均有消散之效，如再内服汤药，则取效尤速也。

【按】 痞块之原因，多属气血痰三者凝滞而成，停积于皮里膜外，服药每难建功，用此外熨之法，可使药气直达病灶，且麝香为破气之将军，阿魏乃消瘀之神丹，芒硝是软坚之专药，且加熨斗外熨以助药力，诚为治痞块之良方也。

【第七】 干血痨效方 （甲）黑木耳三斤，白冰糖三斤，每日煮服木耳，冰糖各半两。（乙）鲍鱼、淡菜煎汤常服。（丙）啄木虫十数个，瓦焙存性为末，每用五分，上好黄酒调匀服之。（丁）白鸽子一只，去肝肠净，入血竭一两，以针线缝住，用无灰酒煮数沸，令病人吃下，瘀血即行。

【按】 前二方功专滋补，惟肝肾亏损，血液干枯者宜服。后二方专主流通，惟瘀阻经闭者宜之。

第八节　经行腹痛

经期疼痛，我国女科学说，多谓经来之痛，为气滞血凝，多属实症，经后之痛，为气血虚弱，多属虚症。西医学说，经来之痛，为木质痛，有梗阻性、充血性、神经性之分；经后之痛，为脱膜痛，乃黏膜之上皮脱落故耳。中西学说有殊途同归之妙，兹特述之如次。

甲　气滞血凝之经前痛

【原因】　忧思郁结，多食生冷，皆足令气滞血凝而为害。月经者，虽为紫血之破裂，黏膜之分泌，而实赖气血为之推荡，使气滞血凝，则焉得而不痛哉？西医学说，有充血性之痛经，谓子宫内膜之肿厚，其黏膜于经期中大为增殖肥厚，乃生理上特殊之现象，卵巢之分泌液变易其成分，则黏膜内充满凝结之物，渗出后，压迫子宫神经，而致作痛，与我国女科学家所谓气滞血凝之病理，意义相仿。

【症象】　脉弦滞，苔厚腻，每月经来，少腹之内，必发剧烈之疼痛，而且拒按，或有为痉挛性者，连及腰部或腿部，历数小时及数日之久，其间略有间歇。痛经之症，多见于少妇，且不易受孕，如能受孕而生产，其痛经大抵自愈。

【治法】　行滞气，化瘀血。

【处方】　膈下逐瘀汤（见第七节乙条）。

23

乙　胞中积寒之经前痛

【原因】　西医以经来腹痛，谓之月经困难。又名月经性疝痛，其痛有剧烈者，有轻缓者，大概多因子宫颈狭窄所致，属梗阻性。子宫内口，有先天性狭窄者，是属特殊之体质，此种痛经无法可治，即自有月经以来，每次必感受痛苦是也。有后天性狭窄者，即风寒之袭入，生冷之戕伐，致经脉挛急，子宫内口狭窄，碍及经血之流出，致积于子宫腔内，凝结成块。其子宫内口痉挛作痛，盖由此凝块自内口逼出而起也。我国古说，以经来腹痛皆谓之疝，殆指此症而言欤！

【症象】　脉多沉紧，苔多厚腻，腹中隐隐作痛，绵绵不绝，得热稍止，经来之时则更甚，或有呕吐、喘促、冷汗、泄泻等症。

【治法】　宜用温经散寒之剂。

【处方】　乌药散方（见第六节乙条）。

丙　下焦瘀热之经前痛

【原因】　本症因淫欲之太过，辛辣之杂投，助阳之过剂，烟酒之嗜好，积时既久，热邪留恋，子宫受其熏灼，遂致瘀热作痛，西医谓为轻性神经痛是也。

【症象】　当经来之时，即作腹痛，痛之部位，骨盘为甚，不喜手按，有灼痛之感觉，口渴神烦，唇焦舌燥，或有尿意频数者，至顽固便秘，又为常有之症候。

【治法】　拟清热散瘀之法，方用清热调经汤。

【处方】　鲜生地五钱　全当归三钱　川楝子钱半　炒

山栀钱半　粉丹皮钱半　炒白芍三钱　炒条芩钱半　制香附钱半

上方水煎服，连服三剂。

丁　经后腹痛

【原因】　经水既尽之后，以及将尽之时，每届必发腹痛。本国古说，以经后之痛，多属气血虚弱所致。西说包括于脱膜性痛经项下，其意以子宫颈之黏膜组织，因营养供给之不足，复受卵巢分泌液之异常刺激所起之反应，故变为大小不一之碎块而下。不知者且疑为赤白带，但以有疼痛为辨，其疼痛于经尽时最为显著，其后则皮下组织渐次恢复，故其痛渐缓，必待下月经净之后，则一如前状，疼痛复生。

【症象】　主要之症状，为经行净后及月经净之时，骨盘作痛，系子宫颈之黏膜新生嫩皮及上皮外层脱落之故，痛或甚剧，或微痛，而感觉胀坠，视各人之感受性而异。

【治法】　拟培补子宫之剂，方用补肾膏加味。

【处方】　真阿胶一两　生熟地各二两　当归身二两　白茯苓二两　紫河车一具　怀山药二两　杭白芍一两　炙甘草三钱

【制法】　上方共煎成浓汁，与紫河车另煎浓汁和匀，加阿胶烊化收膏，每服三钱，空心时开水冲服。

戊　痛经良方

【第一】　经行腹痛方

25

腹痛喜按，经淡苔白，为寒邪客于胞宫，用肉桂丸三分，生姜汤吞。温寒止痛，神效无比。

【第二】　腹痛外治方

紫苏四两，煎汤熏洗下部，并用香附末四两，食盐二两，酒醋炒热，布包，熨腹痛处，熏熨数次，则经正痛止。

【第三】　经行不畅方

经少色紫，腹痛拒按，内有瘀阻，用失笑散三钱，开水冲服。

【第四】　行经腹痛方

用山楂片一两，向日葵子五钱，炒香捣碎，红糖一两，将头二味煎汤，冲化红糖服，经期前服二剂，行经即不痛矣。

【第五】　痛经神效方

用全当归一支，煎浓汁，不断服之。

【按】　当归为妇科要药，甘润微苦，秉气辛温，所含之有效成分为一种挥发油，功能补血活络，而医疗痛经，尤具神效。尝闻德国怡默克制药厂，采买中国当归而提出精华，制成一种妇女痛经良药，名婀又门罗尔，贩运各国，大获其利，其实不过将当归煎成一种流膏耳。

【第六】　痛经不孕方

玉兰花将开未足，每岁一朵（如二十岁用二十朵），每日清晨，水煎服有效。

第二章 崩漏总论

【漏者崩之渐】 夫经来如注谓之崩，淋沥不止谓之漏，必先见漏而后成崩，漏者崩之因，崩者漏之果，所谓涓涓不塞，流为江河，此治之不可不早也。

【崩漏二大原因】 徐春甫云：崩漏最为大病，年少之人，火炽血热，房事过多，经行交感，俱致斯疾，大都凉血固涩，升气益荣，可愈也。中年以上人，及高年寡妇，多是忧虑过度，气血俱虚，此为难治，必须大补气血，养脾升胃，固血，庶保十之一二，若不早治，正如坏厦之难支也。此以年少火炽与年老体虚，为崩漏之两大原因，可谓言简意括，纲举目张矣。

【崩漏之特因】 然崩漏之原因，以余研究所得，尚不止此，如忧郁盛怒，强力操作，误食热物，妄事堕胎，闪跌受伤，均足损害冲任，酿成崩漏之危症。

【治疗之大要】 大约相火当泻，阳虚当补，肝郁宜舒，冲损宜固，血虚宜养，血瘀宜逐，审症施治，斯无误矣。

第一节 虚寒之崩漏

【原因】 体素虚寒，肾阳不充，肝脾脏统失司，致成崩漏病症。

27

【症象】 脉微肢冷，唇淡苔白，面无华色，冷汗自出，血崩不止，形气欲脱，若漏则淋漓不断，动则更甚。亦有胸腹胀满，下血虽多，而腹仍作痛者。

【治法】 温经回阳，止其崩漏，方用加味圣愈胶艾合剂。

【处方】 潞党参三钱 炙黄芪四钱 真阿胶蒲黄炒，三钱 艾绒炭一钱 当归头四钱 炒白芍三钱 煅牡蛎四钱 煅龙骨四钱 炮姜炭一钱 炙甘草一钱

【加减】 上方水煎服，连服二剂，崩漏如仍未止，加吉林参三钱（煎冲），莲蓬炭三钱；寒甚加獖肉五分；胸腹胀满，加枳壳一钱，郁金钱半，砂仁七分。

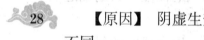

第二节 虚热之崩漏

【原因】 阴虚生热，迫血妄行，与气虚不能摄血者不同。

【症象】 脉弦细而数，舌绛口干，头眩心烦，腹胀胁痛，至暮发热，夜不成寐，初则漏下淋漓，继而血液注下，势如泉涌，必至厥脱。

【治法】 急止其崩为主，佐以育阴清热，方用清热固经汤。

【处方】 大生地四钱 炒白芍三钱 黑山栀二钱 炒子芩三钱 生鳖甲四钱 生龟版一具 真阿胶蒲黄炒，四钱 棕皮炭三钱 地榆炭三钱 十灰丸三钱，吞

【加减】 如血崩甚者，龙骨、牡蛎二味，亦可加入，地榆炭可增至一两。

第三节　崩漏由于坠胎酿成者

【原因】　青年女子，醉心自由，当其情之所钟，不能自禁，陈仓暗度，珠胎已结，不得已行坠胎之下策，往往酿成血崩惨剧。盖妇女怀孕十月而满足，自然瓜熟蒂落，否则，胎未熟而用猛药坠下之，则冲任受伤，血不归经，于是胎坠而崩漏随之，犹择茂盛之枝而折之，虽枝断，其皮亦因之而裂，干体亦因以受伤也。

【症象】　腹痛血行，成块而下，势如泉涌，面白颧红，肢冷脉微，晕厥频作，心跳不止，症势至此，大有气随血脱之虞。

【治法】　大剂益气，参以止血，所谓有形之血，不能速生，无形之气，所当急固是也。方用归脾汤加减。

【处方】　吉林参三钱，先煎另服　潞党参四钱　炙黄芪四钱　炮姜炭八分　生白术二钱　蒲黄炒阿胶四钱　朱茯神四钱　当归头四钱　大白芍二钱　活贯仲炭三钱　侧柏炭三钱　水炙远志一钱　酸枣仁三钱　莲蓬炭一具

【按】　上方连服三四剂，止血回元，最有神功。

第四节　崩漏由于交媾不慎者

【原因】　血海本热，一经交感，则君相火动，血液沸腾而外溢矣。夫血藏于肝，而统于脾，岂有崩漏不由于肝脾之虚者乎？不知人当交感之际，则子宫大开，君相火动，于是血海泛滥，遂有不能止遏之势，肝欲藏而

29

不能，脾欲摄而不得，故经水随交感而至，是惟火之为病也。

【症象】　经水超前，夜难安寐，小溲热痛。

【治法】　滋阴降火，以清血海，而和子宫，方用傅氏清海丸合大补阴丸加减。

【处方】　生熟地各三钱　山萸肉二钱　丹皮钱半　五味子三分　大麦冬二钱　生白芍三钱　煅龙骨三钱　地骨皮三钱　元参三钱　黑山栀钱半　黄柏炭一钱　元武版三钱

【按】　上方水煎服，连服十余剂，颇有滋阴潜阳固摄血海之功，服药而外，尤须清心寡欲为要。

第五节　崩漏由于老年气虚者

【原因】　老年肝虚不能藏血，脾虚不能统血。盖妇人年至七七，冲任脉虚，天癸告竭，经水本应断绝，今乃止而复来，势如暴崩，多因忧虑过度，气血俱虚，肝脾脏统无权，有以致之。

【症象】　面色惨白，肢冷神疲，脉象虚细，甚则晕厥。

【治法】　大补气血，导血归经，仿血脱益气之旨，宜归脾汤加味。

【处方】　吉林参三钱，另煎　生黄芪一两　当归头五钱　蛤粉炒阿胶三钱　抱茯神三钱　炙远志一钱　炒枣仁三钱　土炒白术钱半　炙甘草一钱　活贯仲炭钱半

【加减】　如舌绛阴分亦亏，加生地炭五钱，生白芍二钱，如便溏脉微，元阳欲绝，加炮姜炭一钱，熟附片三钱。

《 第六节　崩漏由于闪跌受伤者 》

【原因】　升高坠地，或闪挫受伤，以致冲任受伤，经血下流。

【症象】　此症以手按腹，而疼痛反甚，是为拒按，久之则面色痿黄，形容枯槁，舌苔灰黑，乃瘀血作祟，非血崩之因于气虚者可比。

【治法】　行血祛瘀，活血定痛，方用逐瘀止血汤加减。

【处方】　生地炭一两　赤芍三钱　炒丹皮二钱　当归尾五钱　炒枳壳五钱　龟版醋炙，三钱　炙乳没各八分　桃仁泥十粒

【按】　上方水煎服，连服三剂，无不血止痛定。如便秘者，加制军三钱。

31

《 第七节　崩漏简效良方 》

【第一】　血崩急救方

用黄绢炭五分，棕炭一钱，贯众炭、京墨炭、荷叶炭各五分，研末，水酒调服即止。此凉而兼补之剂。

【第二】　血崩必效方

用棕榈皮（烧存性）、白矾（煅）各二钱为末，淡酒调服，待血止后，再以阿胶补血，人参培气，三七化瘀，庶血不致因崩而虚，因止而瘀也。（徐灵胎方）

【第三】　经漏不止方

用陈莲蓬壳，烧灰存性，研末，每服二钱，温酒送下极效。

【第四】 血热妄行方

用十灰丸淡盐汤送下，每服三钱。此方对于肝火素旺，误食热物而致崩漏者，服之极效。

【第五】 血崩立止方

黑鱼头一个，煅成炭，研细末，和赤砂糖等分，陈绍酒炖温冲服，屡试有效。

【第六】 血崩简效方

用大蓟根叶（鲜者）捣汁一盅，炖温顿服，神效。

【第七】 血淋立愈方

用血余炭一两，研末，藕汁调服。

【第八】 酸涩止崩方

用五倍子一钱，乌梅肉三钱，捣和为丸，每服二钱，开水送下。

32

第三章　带下总论 ^{附梦交}

【带下之命名】　按《灵》、《素》谓，带脉如带，横束于腰。凡妇人患带者，其腰必酸，是就形能说，乃带脉为之病源，此带下之所由名也。

【带下之种类】　带下之种类有五：曰白带，曰赤带，曰青带，曰黄带，曰黑带。此据古说而言，实则所谓赤带、黑带者，乃崩漏之一种，为月经病而非带下也。所谓青带、黄带者，则必稠黏腥臭，小溲不利，乃近世之淋浊症，即古代之白淫症，亦非带下也。其真正带下者为白色之液，无腥臭之气是耳。古人疏于解剖，专讲形能，宜其混而不分也。

【白带犹男子遗精】　女子白带，有属子宫发炎者，有属脾虚失摄者。子宫发炎之白带，犹男子之梦遗；脾虚失摄之白带，犹男子之滑精。以故久患白带之妇女，精神萎惫，肌肉枯瘦，头眩腰酸，未老先衰，与男子久为遗精所苦者，同一现象。

【白淫犹男子白浊】　女子白淫一症，古籍论之綦详，考《素问》曰：女子思想无穷，所愿不得，意淫于外，入房太甚，发为白淫。白淫既由入房太甚而来，与今之男子白浊，由不洁交合传染而得者，同一原因。则其浊汁淋沥，小溲热痛，又势所皆然者也。

【白浊性之白带】　白浊为花柳病之一种，沾身之

33

后，非常难愈，尤以女子生殖器构造复杂，娇嫩异常，一经沾染，则白浊菌由阴道而入子宫，同时亦由溺管而入膀胱，被侵之处，皆发肿痛，多流浊液，发为白浊性之白带。若不及早医治，或治不得其法，则毒菌侵入愈深，如子宫，如输卵管，如卵巢，悉被蹂躏，往往因此终身不育，故《纲目》云：妇人带下，是第一等病，令人不产育。实则指白浊性之白带而言。否则，江南妇女，既十人而九带，于生产之数量，必将大减，尚何有节制生育之说耶？

【白带与遗精同治】 白带之治法，大抵与遗精相同，盖湿热带下，既犹男子梦遗矣，则治梦遗之剂（如三才封髓丹、清心莲子饮等）无不可以借用。脾虚带下，既犹男子滑精矣，则止滑泄之品（如金锁固精丸、水陆二仙丹等），亦无不可以通治。惟一则侧重健脾以束带，一则侧重益肾以摄精，略有不同耳。

【白淫与白浊同治】 白淫与白浊，既均由交媾传染而来，故其症象，如内部发炎，频流脓液，小溲淋沥，尿道刺痒，阴部肿痛等，无不相同。以男女阴器，悉被毒菌所占据，有诸内而后形诸外也，因此利水杀菌之剂，清热消毒之品，洗涤内部之法，男女淫浊，皆可施用。惟女阴组织复杂，治较困难焉。

第一节　经带同病之赤白带

【原因】 妇人肝火素旺，冲任不调，同时脾气亦虚，带脉不固，以致带下赤白相兼，实则经带同病也。

【症象】 赤白带下，淋漓不断，经水先期，头眩腰酸，脉弦而滑，苔黄舌红。

【治法】 凉血清肝，健脾束带。

【处方】 生地炭四钱　白归身三钱　生白芍二钱　阿胶珠三钱　生白术二钱　生苡仁三钱　乌贼骨三钱　赤茯苓三钱　粉丹皮钱半　震灵丹三钱, 包

第二节　流行性之湿热带

【原因】 语云：江南地山卑湿，十女九带，以湿热入扰带脉，最易酿成带下也。此以贫家妇女，居处卑湿，不知卫生者，患之较多。

【治法】 祛其湿热，则带脉自固，带下自止，方用二妙丸加味。

【处方】 苍白术各钱半　川黄柏三钱　丹皮钱半　泽泻钱半　生苡仁三钱　六一散三钱, 包　荸荠梗钱半　威喜丸钱半, 包

第三节　白浊性之白带

【原因】 女子白浊性之白带，多由与患浊之男子，交合传染而来，亦有用不洁之浴布而致传染者，究属少数。

【症象】 女子感受白浊后，普通约隔二三日后，方发现症象，此数日谓之潜伏期。潜伏期内，病人虽不自觉，而病菌之发育甚速，未及数分钟，多至数倍，破坏

黏膜，该部即发生红肿，而脓水下流矣。复次，阴部肿疼，尿道热痛，溲赤苔黄，与男子白浊无异。

【治法】 此症初起，即宜用利水消毒之剂，使病菌随小便排泄于外，否则，菌入愈进，医治愈难，拟龙胆泻肝汤加减。

【处方】 龙胆草八分　黑山栀三钱　丹皮钱半　泽泻钱半　细生地四钱　木通八分　柴胡八分，盐水炒　生草梢八分　飞滑石三钱，包　黄柏三钱　车前子三钱　荸荠梗钱半

【加减】 腹痛便闭者，加当归尾、桃仁泥、熟大黄各三钱。同时如安静禁欲，勤洗涤，慎饮食，尤须注意。

第四节　少女之白带

36

【原因】 先天不足，或病后失调，脾气虚弱，带脉约束无权，发为白带。

【症象】 阴道时流白液，营养不良，纳谷减少，形瘦神疲，面少华色，甚且浮肿。

【治法】 健脾为主，参以开胃束带之品，方用四君子汤加味。

【处方】 潞党参三钱　生白术钱半　白茯苓三钱　炙草八分　生苡仁三钱　怀山药三钱　陈广皮一钱　苏芡实三钱　白果肉十枚

【按】 白带不但成年少女患之，即十岁以内之女孩，亦多患之，治法与此相同。

第五节　少妇之白带

【原因】　沈氏云：带下者，因气虚脾精不能上升而下陷也。盖脾精所以下陷者，多因富家妇女，安闲好逸，不事运动，加以膏粱自奉，脂肪阻滞，致脾经营运失常，带脉因脾失营运之故，而致约束无权，于是带下绵绵矣。

【症象】　体肥多痰，腰痛下坠，带白如涕，脉来沉滑，纳少肢软。

【治法】　大补脾气，佐以舒肝化痰之品，方用补中益气汤加减。

【处方】　潞党参三钱　土炒白术三钱　炙黄芪四钱云茯苓三钱　炙甘草一钱　醋炒柴胡六分　酒炒白芍三钱芡实三钱　生苡仁三钱　陈广皮一钱　杜仲三钱　续断三钱

37

第六节　老妇体虚之白崩

【原因】　肝肾大虚，奇经失摄，以致带下如崩，老年体虚，每多此症。古人言奇经最重要者，曰冲、任、督、带。肝病者，则冲任不调；脾虚者，则带脉不固；肾亏者，则督脉空虚。老年肝脾肾同虚，元阳下陷，百脉空虚，脾精不守，此带下如崩之所由来也。

【症象】　带下如崩，脉微欲绝，面色㿠白，头眩神疲，腰酸冰冷，纳少舌淡。

【治法】　甘温大剂，以补脾肾，血肉之品，以补奇脉，方用补骨脂丸合固精丸加减。

【处方】 吉林参三钱，煎冲 生黄芪一两 煅龙骨一两 煅牡蛎一两 巴戟肉三钱 补骨脂三钱 杜仲三钱 续断三钱 五味子三分 炙甘草一钱 鹿角胶三钱，冲

【按】 此方专为元阳不守者立法，如能审症施治，连服数剂，无不神效。

第七节　白带经验良方

【第一】 白带简效方

用鲜苎麻根（药肆内所售之干者无效），捣汁冲服，未有不效者。

【第二】 白带神效方

用绿豆芽连头根三斤，洗净，加水两大碗，煎透去渣，加生姜汁四两，黄糖三两，先武火后文火收膏，每晨用开水冲服，约半月服一料，服尽两料必愈。

【第三】 体虚白带方

用生白果六七枚，去壳剥衣挖心，滴开水少许，研烂，用鸡蛋一个，流取蛋清（黄不用）拌入白果，仍入蛋壳内，置饭锅上蒸熟，空腹顿服一个，连服多日，自效，绝无流弊。

【第四】 赤白带下方

用贯众一个，全用（去毛皮）以米醋蘸湿，慢火炙熟为末，空心开水冲服，每服二钱，治湿热带下最效。

【第五】 湿热白带方

用马齿苋（取鲜者）捣汁，再以鸡蛋一枚冲之，炖

38

热服，极效。

【第六】　女子梦交方

用川黄柏炒成炭，研末水泛为丸，每晨服一钱，盐
汤送下。

【按】　《金匮》曰：男子遗精，女子梦交，梦交
者，即女子之遗精病也。惟女子虽有梦与人交之病，却
不肯告之于医生，是以知者甚少耳，惟服此方，确有神
效，称之为女界自疗秘方，亦无不可。

【第七】　白淫立愈方

用炒车前子三两，白蒺藜二两，浓煎服，立效。

39

第四章　种子总论

【成孕之原理】　《内经》云：两神相搏，合而成形。《易系辞》云：男女媾精，万物化生。此古人所言成孕之原理也。后人牵强附会，谓为男精女血，结合成孕，此实大误。夫男子有精，女子何独无精，男为阳精，即近世所谓之精虫，女为阴精，即近世所谓之卵珠。近世生理学云：女子至十四五岁时，子宫中之卵珠成熟，男子至十六七岁时，睾丸中之精虫发育完全，苟行两性交合，即有成胎之可能。盖两性交合时，男子之精虫射出，直入女子之卵珠，于是精虫得卵珠之维护，乃逐渐发育，以至于生。然则《内经》之两神相搏，《易经》之男女媾精，殆指精虫卵珠而言也明矣。

【男女胎之研究】　褚氏云：男女交媾，血先至裹精则生男，精先至裹血则生女。此臆测之词，未可信也。盖胎之男女，由于精虫素体之雌雄而定。西医书云：当交接之时，男子所射出之精，约有数万精虫，奋勇前进，攻入卵体，强者存（变为胎），弱者亡。以此则知进卵珠者，必属优秀强健分子，而强者之中，又有雌雄之殊，是以雄精虫强而攻入卵珠则为男，雌精虫强而攻入卵珠则为女。以雌雄精虫强弱无定，故胎生男女亦无定，此男女胎之所由分也。

【调经与种子】　夫女子月经来潮，为生殖成熟之表

40

示，月经应期，为卵珠健全之明征，有健全之卵珠，斯有种子之可能。《内经》所谓：女子二七而天癸至，月经以时下，交媾而成孕者，职此故也。若月经失调，不特气血不和，百病丛生，抑且卵珠衰弱，子嗣无望，故经病为孕育之障碍，调经为种子之要诀。世之求子者，于月经问题，不可不三致意焉。

【种子之秘诀】　或曰：子之有无，出乎天命，顺乎自然，岂人力所能挽回耶？此说似是而非，苟能得其秘诀，则人定胜天，麟庆可卜。秘诀者何？一曰养种，二曰乘时，三曰投虚。所谓养种者，男则节欲保精，养成活泼之精虫，女则补血调经，涵养健全之卵子是也。如精卵充盛矣，又必待时而动，乘虚而入。如月经来潮后一星期之间，经水初净，健全之卵子，新自卵巢输送而来，以待精虫之会合，此时奋其春情，动其欲火，然后两相交合，如鱼得水，则一索得男，固意中事也。

41

第一节　不孕由于体瘦多火者

【原因】　赢瘦妇人，血虚多火，子宫干涩不能摄精，同时经水失调，何能受孕？朱丹溪所谓妇人久无子者，冲任脉中伏热是也。

【症象】　性躁多火，体瘠易怒，头目眩晕，皮肤甲错，经水超前，或竟闭止，脉象细数，舌光而绛。

【治法】　滋水涵火，养阴润燥，方用傅氏养精种玉汤加味。

【处方】　大生熟地各五钱　山萸肉三钱　全当归五钱

生白芍三钱　川黄柏三钱　炙鳖甲五钱　败龟版五钱

【加减】　本病如经闭失眠，可加鸡血藤、夜交藤各三钱；潮热者，可加银柴胡一钱。

第二节　不孕由于体肥多痰者

【原因】　体肥妇人，痰湿壅盛，脂肪过多，子宫窒塞，精不能受，此为不孕之近因也。推而论之，则由于多啖厚味，脾气虚弱，鼓舞无力，以致酿成痰湿，痰湿愈盛而脾益虚，脾愈虚而痰湿愈不化，此为不孕之远因也。

【症象】　体丰多痰，胸闷气短，体倦喜卧，脉息沉滑，舌苔白腻。

【治法】　健脾为主，兼化痰湿，方用补中益气汤合启宫丸加减。

【处方】　潞党参三钱　生黄芪三钱　土炒白术一两　酒炒当归三钱　柴胡　升麻各四分　仙半夏三钱　广陈皮一钱　云茯苓五钱　大砂仁八分，研　制香附钱半

第三节　不孕由于子宫虚寒者

【原因】　妇人子宫寒冷，温度不足，何能生育，犹之沍寒之地，不生草木，重阴之渊不长鱼龙，其理一也。顾同一胞宫，何以一寒至此，则由于心肾二火之衰微所致耳。

【症象】　下部怯冷，非火不暖，交感之际，阴中绝

无温热之气，四肢不温，脉息微弱。

【治法】 温补真阳而暖子宫，方用温胞饮。

【处方】 巴戟肉_{盐水浸，一两} 白术_{土炒，一两} 人参_{三钱} 炒山药_{三钱} 芡实_{三钱} 熟附片_{三钱} 杜仲_{炒黑，三钱} 补骨脂_{三钱} 菟丝子_{酒炒三钱} 肉桂_{二钱}

【加减】 真阳式微，奇脉必虚，如加鹿角胶_{三钱}尤见神效。

第四节 不孕由于阴虚内热者

【原因】 夫寒阴之地，固不生物，而燥干之田，岂能长养，此阴虚内热所以有碍于生育也。盖子宫温度以温和为贵，然后卵子活泼、经水通调、乃有孕育之可能。若真阴不足，津液枯涸，随中磷质自燃，发为骨蒸内热，则子宫失养，反受煎熬，卵巢无卵可排，经水来源断绝，经既闭矣，焉有孕育之可言耶？

【症象】 骨蒸夜热，遍体火焦，口干舌燥，脉象细数，经水不行，咳嗽气急。

【治方】 热由水亏而来，治必先补其肾阴，而后内热可解，焦土而无燎原之忧，珠露乃有涵濡之喜。王太仆曰：壮水之主，以制阳光，此之谓也。方用清骨滋肾汤加减。

【处方】 地骨皮_{一两，酒洗} 丹皮_{五钱} 生地黄_{五钱} 石斛_{二钱} 麦冬_{五钱，去心} 元参_{五钱，酒洗} 沙参_{五钱} 五味子_{五分，炒研}

第五节　男女种子验方

【第一】 男性种子方

大凡生女不生男者，系男子督脉不足，精虫衰弱，宜用鹿茸四具，人参一两，远志四两，菟丝子半斤，醇酒为丸服之，每次三钱。（陈修园方）

【按】 鹿茸峻补督脉，温暖子宫，最有奇功，非阳虚者服之，为害殊大，不可不慎也。

【第二】 调经种子方

凡女子因血虚经闭，而致不育者，用熟地黄二两，全当归四两，鸡血藤四两，炙鳖甲二两，研末蜜丸，每服三钱，开水送下。

【按】 地黄、鳖甲，含有铁质，功专补血，当归、鸡血藤，充畅血脉，无出其右，故为调经种子之良方也。

【第三】 益寿种子方

山茱萸（酒浸取肉）一斤，破故纸（酒浸焙干）半斤，当归四两，为末蜜丸，如梧子大，每服三钱，临卧盐汤下。

【按】 山萸补肾阴而涩精气，破故纸壮元阳而治精冷，当归补血以生精，下元虚寒者服之，诚有益寿种子之效。

【第四】 种子外治方

吴萸、川椒各二钱，共研为末，白蜜和丸，如青果大，以丝棉裹之，纳入阴中，日夜一换，一月后即可成孕。

【按】 不孕之症，每因寒湿阻于子宫，以致卵珠成熟不易，精虫窜入为难，用吴萸、川椒温子宫而祛寒湿，每施辄效，洵奇方也。

【第五】 种子简效方

妇人经净之时，即用月月红根一段（约一两以上者），劈碎，将未生过蛋母鸡一只，去毛与肠，水二大碗，入瓦罐封紧，细木炭火煮二小时，加盐五分，取出，食鸡肉并饮其汤，如次月再食一只，即可受孕。（陈修园方）

【第六】 育子神效方

用紫梢花、川椒、枯白矾、潮脑、海螵蛸、煅龙骨、煅牡蛎、吴茱萸各五钱，高良姜、公丁香、肥干姜、广木香、香山奈、甘松、官桂、蛇床子各三钱。共为细末，生蜜为锭，约三钱重，阴干不宜晒，待信水净后，用药一锭纳入子宫，次日取出，再换一锭，换至十八次，至下月过经后，不必再用，此时入房，必定生男。若用此药未满十次者，即受孕，仍然生女。

【第七】 种子经验方

首乌二两，焦白术四钱，川杜仲七钱，破故纸四钱，潞党参一两，全当归七钱，川断肉一两，红枸杞四钱，北芪五钱，巴戟天四钱，炒白芍六钱，炙草二钱，女贞子四钱，苁蓉（酒洗）三钱，沉香七分，茯神七钱，老玉桂心钱半。另红枣四两，桂圆肉三两，乌豆三合（炒黑），浸酒。早晚空腹随量饮之。

第五章　妊娠总论

【妊娠之诊断】　妇人初孕，惟一现象，厥为闭经与呕吐，但有因病而致经闭者，有因胃弱而致呕吐者，不可不辨。盖因病之经闭，或腹有所苦，或经素不调，与妊娠骤然停闭者不同。即胃弱之呕吐，则必由来已久，与妊娠喜食酸味者亦异，同时身体各部，亦必有象可征，如颈部肥大，性情急躁，皮肤战栗、食欲改变，乳房渐次膨大，乳头呈红褐色，脉来滑利，至第四五月时、腹渐膨大，乳房变化亦愈著，以两指夹乳下压，便有类似清水乳汁流出，时觉胎儿在腹中跳动，此即妊娠之确征也。

46

【男女胎之鉴别】　分别胎儿男女，仅凭脉理上诊断，诚属至难之事。盖脉理之强弱迟速，往往由胎母体质之不同而异，兹有一种科学药物诊断法，于受胎二月后，用两个玻璃瓶，各盛少许胎母之尿，一则用散克新（西药）投入尿中，若现紫红色，便是男胎，如不现紫红色，另用派拉散克新（西药）投入另一盛尿瓶中，若尿现紫红色者，便是女胎。此药物鉴别法，既不损伤母体，而手续又极简便，诚善法也（用量轻重，随尿量多寡而定）。

【恶阻之原因】　妇人妊娠三四月间，多患呕吐，名曰恶阻，医者投疏肝和胃之剂，每多不效，不知此症虽属肝胃不和，而主因责在胎长迫胃，此无他因。妇人受孕后，胎儿藉母血而逐渐长大，子宫亦渐胀大，冲受压迫，其气上逆，则胃当其冲，胃被冲挤，消化机能因之以减，则辅助消化之胃酸，至此停留胃中，一被冲气上激，以致泛吐呕酸，不思纳谷，待至三四月后，胎儿体量增重，重则下垂，始与胃冲无关，呕吐遂止，故恶阻症，有勿药自愈之说也。

【漏红与小产】 妇女受孕后，而仍行经者，谓之漏红。盖此非月经，乃由血管、阴户、子宫颈等处，因弛纵而不能收摄，以致血溢出耳。然血既由子宫而出，其为冲决网罗，破坏胞衣（因胎之悬于子宫，不外网罗以维摄之，胞衣以保护之），鲜有不罹小产坠胎之患者，其弛纵之原因，基于动摇，动摇之原因，厥有三端。一曰犯房事，则耗气而弛纵；二曰暴跌仆，则动气而脱离；三曰暴愤怒，则气乱而破裂。皆足以破胞衣冲网罗而下坠焉。故漏红为小产之先兆，小产为动摇之结果，不可不慎也。

【安胎之要诀】 胎元始肇，一月二月如露珠，三月四月而后，血脉形体始具，五月六月而后，筋骨毛发方生。当其初不过一滴之元精耳，巩之则固，决之则流。故妇人受胎之后，首宜绝欲，以防泛溢，此安胎之第一要诀也。复次，调和意志，使其七情不起（如喜、怒、忧、思、悲、恐、惊，惟喜则有益无害，当属例外），调节饮食，使其气血不乱（如烟、酒、椒、姜等辛热之物，切宜禁忌），毋等高以临险，莫轻举而妄动，如此则五志和平，胎体安然，此安胎秘诀之次要也。

《第一节　不药可愈之恶阻症》

【原因】　恶阻原因，由于胎长迫胃所致，既见上述矣，犹未能尽其意，略再补充。大凡初次怀孕，胞宫狭小，胎气日增，渐渐扩大，上迫胃腑，胃气随之上升，则呕吐必剧。生产既多，腹腔宽大者，亦有受孕而不起呕吐也。

【症象】　素体肝旺胃弱，怀孕后，肝愈旺而胃愈弱，食入即吐，或泛吐痰水，神疲嗜卧，不思纳谷。

【治疗】　方书橘皮竹茹汤、半夏茯苓汤，虽为恶阻而设，但鲜效果，兹有不药疗法一则，其功效胜于服药也。

【处方】　淘净粳米一撮，和入姜水少许，炒微黄。

48

【服法】　每日于清晨未起床先，嚼下二三十粒，其吐即止。

【说明】　妇人怀孕在二三月间，血液壅于子宫，子宫充血而起反应，反应于胃而起呕吐，故于晨起胃中空虚之时，易于呕吐也。本法于未起床时，先服粳米者，使其得食而血充于胃，胃血既多，则子宫之充血，不能反应于上矣。加姜汁者，因患恶阻者，每多痰盛之人，用姜以化痰，又能刺激胃膜，使其充血，上下之血液平均，则恶阻之患自除矣。

第二节　妨害胎儿之漏红症

【原因】　夫胎赖血养，血贵宁静，若相火以煽之，恼怒以激之，跌仆以撼之，则胎体动摇，气不收摄，而荫胎之血，乃随之而下，轻则胎儿之荣养不足，有不易生长之虞，重则母体之血液大伤，有小产难产之忧，其妨害胎儿为何如耶？

【症象】　腰骨酸楚，少腹坠痛，其脉芤大、或见虚细，漏红、质量或多或少。

【治疗】　健脾益气，宁血安胎。

【处方】　生白术三钱　炒白芍三钱　生地炭三钱　炒条芩钱半　厚杜仲三钱，盐水炒　川断肉三钱，盐水炒　桑寄生四钱　莲蓬炭三钱

【附按】　若漏红而腰不酸腹不痛，精神健旺，脉象和平者，乃生理之现象，可勿药也。

49

第三节　类似中风之子痫症

【原因】　凡孕妇卒然昏晕，手足抽搐，状若中风者，谓之子痫症。世俗误谓触犯邪祟，实则由于怀孕之妇，血液本亏，及至荫养其胎，血愈不足，以致肝脏失于营养，肝风因之内动，挟痰上扰，灵窍被塞，于是痉厥而为痫矣。

【症象】　突然昏仆，颈项强直，手足抽搐，目瞪口噤，不省人事，或则叫詈不休，如癫如狂，脉必弦数，

舌多红绛。

【治疗】 凉肝熄风，涤痰开窍，方用羚羊角散加减。

【处方】 羚羊片四分，煎冲　生地黄四钱　生石决一两
生白芍三钱　抱茯神三钱　炙远志一钱　天竺黄钱半　陈胆
星八分　石菖蒲钱半　钩藤三钱，后入

第四节　胎气影响之浮肿症

【原因】 此症多发于怀孕后五六月，因胎儿渐大，压其下肢络脉，血液壅滞，水溢于外，两脚浮肿，寝后自消，此受胎儿影响之故也。其甚者，先两脚肿渐至遍体，头面俱肿，寝后不消，乃属脾肺气虚，肃运无权，水液泛滥，无所不至，即《内经》所谓，诸湿肿满，皆属于脾是也。

【症象】 轻则两脚发肿，至晚较剧，夜寝以后，压力减低，血得畅流，至次日清晨，其肿自消，起身以后，始渐渐复肿，重则寝后不自消，遍体俱肿，体倦气短，饮食无味。

【治疗】 轻者不必施治，重者当以补脾肺之气为主，脾运肺肃，水湿自行，方用补中益气汤加减。

【处方】 潞党参五钱　生黄芪三钱　白术五钱，土炒
云茯苓一两　当归三钱，酒炒　炙甘草　升麻各三分　陈广
皮一钱　生姜皮八分

第五节　妊娠各症验方

【第一】　安胎神效方

方用春砂仁一钱，连壳研末，用米饮汤调下。

【按】　妇人因饮食不慎，七情不节，每致胎动不安，甚至胎坠小产，砂仁有理气和胃安胎之功，故颇有效。且胎死腹中不动者，服此二钱，用陈酒送下，逾时自觉腹内温暖，则胎已渐能动矣。惟素体阴亏火旺者忌服。

【第二】　子痫奇效方

方用乌鱼头二枚（须冬至日割取，风干候用），煎汤饮服，汗出愈。

【按】　《中国医学大辞典》云：乌鱼即鳢鱼，性甘寒，功能利水。并无治痫之句，今子痫服此，颇有效验，亦药疗上之创获也。

【第三】　小溲不通方

方用杏仁一味，去皮尖捣丸，如绿豆大，灯芯汤吞七丸，立通。

【按】　此因妊娠之妇，胎气上逆，肺失治节，不得通调水道，下输膀胱，以致小溲癃闭不通。杏仁有开肺降气之功，灯芯有宣通水道之能，故一服则小溲即通也。

【第四】　预防小产方

方用多年乌骨雌鸡一只，剖去腹内肝肠各物，纳入陈糯米三合，炖熟食之，则胎自固矣。

【按】 此方屡经试验，颇建功效，惟因体虚而致屡次小产者，服之甚为相宜。若因有病伤胎，或跌仆动胎，非此方所能治。

【第五】 久患滑胎方

以绿萼梅梗三五条，煎浓汤饮之，复饮龙眼汤，胎无有不保者。（道听集方）

【第六】 安胎简效方

用南瓜蒂七枚，苎麻一两，挽成七结，煎汤顿服，确有安胎定痛之功。

【按】 南瓜色黄味甘，为补脾固带之品，其蒂有吸力，能吸胎牢固。合之苎麻象人身之血脉，功能补血坚脉，以辅助南瓜蒂安胎坚脉之力也。考苎麻之汁还为赤色，象人身之血，功能补血，坚固络脉，勿以物贱而菲之。

52

【第七】 子眩简效方

用咸橄榄两枚，沸水泡汤饮之。

【按】 孕妇头旋目晕，如坐舟中，谓之子眩，多因肝阳挟痰上扰，饮此汤之后，再宜续服平肝化痰之剂。

【第八】 子嗽灵效方

用川贝母去心，面炒黄，去面，研末蜜丸，如芡实子大，口中含化一丸。

【按】 孕妇咳嗽多因肺燥，此方极妙。若肺受风邪而咳者，又当以疏散风邪为先也。

【第九】 子淋立愈方

用木通、甘草梢各一钱，小生地四钱，条芩钱半，淡竹叶十五张，灯芯一札，水煎空心服。

【按】 孕妇小便涩痛，谓之子淋，此方即导赤散加味，凉血止痛，引热下行，良方也。

【第十】 孕妇尿血方

用阿胶炒黄为末，食前粥饮汤下，每服二钱。

53

第六章　临产总论

【临产三要诀】　《达生篇》云：妇人临产最紧要者，须守三个要诀：一曰多睡，二曰忍痛，三曰慢临盆。其言确有至理，然试痛与正产，不可不知。若痛一阵慢一阵，谓之试痛，千万不可临盆太早，仍须镇静安眠，直待痛一阵紧一阵，一连痛至七八阵，时时思小解，欲行大便，方是正产，此时再预备临盆，遂免危险。

【临产须知法】　妊娠之日期多少，虽由母体强弱之关系，然以平均计算，大率是二百八十日。今有一最简便之算法，能预知临产之时期，法以阳历计算，于末次月经初至之日起，退后三个月，加上七日，即分娩之日也。今举律以明之，设末次月经初至之日为九月三十日，退后三个月，加上七日，即为七月七日，就此可知次年七月七日，即为分娩之期矣。

【难产之原因】　夫产育者，瓜熟蒂落，顺乎自然，本无难产之可言也。无如世之妇女，昧于卫生，反乎自然，每易酿成难产之惨剧，推其原因（亦有因生理关系者，究属少数），约有四端：一因安逸太过，不事运动，以致气血不得运行，骨盆不得舒展，致令难产；二因厚味太过，气血壅盛，致令胎肥而难产；三因纵欲无度，不知摄养，致令胞衣太厚而难产；四因忧郁太过，此多

54

由于初产之妇，因闻人死于难产，致生畏惧，因畏惧而生忧郁，忧郁太过，则神经郁结，而司分娩之中枢神经，不能使子宫收缩，不能迫胎儿下出，故致难产也。

【预防难产法】 难产之因既如上述，预防之法亦基于此，如宜常微劳，勿过安逸，使气血周流，胞胎活动，试观田野劳苦之妇，忽然腹痛于途中，立即生产，可知安逸不如微劳一也。脂味宜薄，饮食宜节，常见藜藿之妇，不知难产为何事，可知奉养不可太厚二也。清心寡欲，禁绝房事，试观牛马犬豕，一受胎后，则牝牡绝不相交，而能胎胎俱易，可知淫欲最所当禁三也。难产之事，勿令产妇闻知，临产之际，产房务宜安静，使其畏惧不生，神经舒适，临盆自有瓜熟蒂落之妙四也。至于因生理关系而致难产者，预防之法，惟有绝孕一途，否则产道狭小，胎不得下，往往剖腹而出，其危险为何如也。

55

第一节 难产由于气血凝滞者

【原因】 富贵妇人受孕之后，养尊处优，不事动作，以致气血凝滞，胞胎难下。

【症象】 体丰多痰，神疲喜卧，脉息沉郁。

【治疗】 行气活血，方用葛氏难产保命丹。

【处方】 真乳香研细末，酒泛为丸，每服一钱五分，温开水送下。

【说明】 此方非但胎儿胞衣俱勿产下，而且产后无瘀，亦少疾病，诚良方也。

《 第二节　难产由于气血虚弱者 》

【原因】　荣养不足，气血虚弱。气虚则子宫之收缩乏力，不能推送；血虚则子宫之濡润不足，不能滑利，故为难产。

【症象】　最显著者，如神疲乏力，脉象虚软，少气不足以息等是。

【治疗】　大补气血，助其推送滑利之力，则胎自易产矣。方用丁氏难产神效汤。

【处方】　熟地五钱　炙黄芪一两　当归一两　川芎五钱　白茯神三钱　西党参一两　净龟版醋炙，五钱　白芍药酒炒，一钱　枸杞子四钱　水煎服。

【说明】　此方气血双补，于临产危急之时，无论产妇平素气质强弱，胞衣已破未破，急以此方连服四五剂，则痛可立减，而胎自顺下，试验已久，万无一失，惟既经产后，此药一滴不可入口，切宜注意。

《 第三节　难产由于骨盘不开者 》

【原因】　夫产之顺逆，以骨盘开合为一大关键，若当临盆之际，胎儿欲下不能，此乃气血不足为之因，骨盘不开为之果也。

【症象】　临盆之后，胎儿已到产门而不得下，即为骨盘不开之征也。

【治疗】　傅氏云：欲产之顺，非大补气血不可，欲

56

交骨之开，非于补气补血中，加以开骨之药不可，方用傅氏降子汤。

【处方】 全当归一两　人参五钱　川芎五钱　红花一钱川牛膝三钱　柞木枝一两　水煎服。

【说明】 此方人参（人参价昂，贫寒者无力购买，可代以党参）补气，芎、归补血，红花活血，牛膝降下，柞木枝开关解骨，妙在用开于补之中，所以取效如神也。

第四节　横生倒产之救治方法

【原因】 多由产妇不肯忍痛，临盆太早，或用力过猛，胎儿尚未转身，产道尚未扩大，而胞浆水先破，致胎欲转动而无力，头欲向下而不能，而横生倒产之变，遂不能幸免也。

【症象】 大凡生产，以头部先出为顺。如儿足先出，谓之倒产，儿手先出，谓之横生。此为最危险之难产也。

【治疗】 此时务须安静，勿惊产母，一方用转天汤生其气血，助其推送，一方用外治法以救其急。

【处方】 人参二两　当归二两,酒洗　川芎一两　川牛膝三钱　升麻四分　制附片一分　水煎服

【说明】 此方用人参补气，芎归补血，妙在升麻、牛膝并用，盖儿已身斜，非用提挈，则头不易转，转矣而不助其下行，则身不易降，故用升麻以提之，即用牛膝以降之，又加附子者，欲其无经不达，使气血迅速以

催生也。

【急救】 凡遇横生倒产时，须令产母仰卧，如两手先出者，以盐涂儿手心，若两足先出者，以盐涂其足心，或用小针刺之，使儿痛而缩入，自能顺产而下，俗名讨盐生者即此也。若因儿头偏向谷道，当以绵衣烫热，裹手推于谷道外，俟其推正，自能产下。或儿头已抵产门，因血虚不润，胞水缺少，不能产下者，可用麻油调白蜜，涂于产道，则易下矣。

第五节 各种难产及胞衣不下方

【第一】 预防胎肥方

当归（酒洗）钱半 尖贝母（去心为末，以药冲服）一钱 川羌五分 枳壳（面炒）六分 荆芥八分 菟丝子（酒泡）一钱 厚朴（姜汁炒）六分 蕲艾（醋炒）七分 黄芪八分 川芎钱半 白芍（酒炒）一钱二分 甘草五分 生姜三片 水煎服。

服法：怀胎七月，即宜预服。七个月服一剂，八个月服二剂，九个月服三剂，十个月服五剂，及临产时服一剂。

【按】 此方即保产无忧散原方。大凡新孕体肥之妇人，肌肉丰满，骨节坚牢，预服此方，功能撑开脉路，预防胎肥，而免难产之虞。若久孕之妇，气血已衰，骨节已松，此方非所宜也。

【第二】 胎死腹中方

其候为腹冷重堕，毫无动作，面如土色，舌色青黑，或口出恶臭之气，急用当归一两，川芎七钱，冬葵

58

子三钱，煎汤服之，死胎自下。

【按】 此方即佛手散加冬葵子，如再加入乳香二钱，尤妙。

【第三】 胞衣不下方

（1）以产母发梢入口，使作恶心，轻者即下。

（2）重者用当归三钱，川芎一钱，牛膝三钱，滑石三钱，益母草三钱，瞿麦钱半，水煎服。再用朴硝三两，皂角针一两五钱，取急流水，煎滚汤斗余，乘热入便桶中，令产妇坐于桶上，以衣絮围紧，不令泄气，熏一时许，其胞自下。

（3）荷叶炒香为末，每服一钱，沸汤调服。（《时后方》）

【按】 胞衣不下，产母宜安心静气，稍迟片刻，自能下来，万一难下，亦有前法可救，切勿过自惊慌，以致惊则气乱，变生不测也。

【第四】 难产外治方

用蓖麻子七粒，去壳，捣为泥，秤均为两块，贴于左右足心，不一小时胎即下。立即去之，不然，则肠亦下矣。倘若不幸肠下，则速去足下之药，贴其头顶，则肠自收，既收亦即去之。

【第五】 三味瘦胎散

用麸炒枳壳二两，制香附、炙甘草各一两。上研末为丸，每服三钱，白汤送下。

【按】 此方体肥多痰者服之，确能预防难产，与第一方功用相同。

59

第七章 产后总论

【恶露之研究】 所谓恶露者，乃产后之子宫出血也。子宫何以出血，盖由胎胞之蒂，附于子宫之内，其附着之处，有许多血管，互相连接，藉以输送养料，交换气体，以长养胎儿者也。及至分娩之后，其子宫与胞蒂相连之血管，尽皆断绝，遂致血液从此而出，此即恶露也。其色多紫黯而成块，为已离血管之败血，非尽祛之，则停滞于子宫，而为腹痛（即儿枕痛）之患。若流血已多，瘀血已尽，而复用祛瘀套方，则血管复开，每有血崩之虞，不可不辨也。

【血晕有两种】 血晕有虚实两种，大抵虚性之血晕，由于产妇本元素亏，子宫之缩复乏力，血管之凝固无权，当其子宫开张血管破裂之际，血液乘势暴下，则百脉空虚，心脏衰弱，脑乏荣养，知觉失脱，而致骤然晕厥，此即西医所谓产后脑贫血之急性症也。至若血晕之实者，由于子宫恶露不下，污浊之气，熏蒸脑部，而致目眩昏厥，口噤面青，此即中医所谓产后败血冲心之重症也。

【产后行房之害】 性欲固宜禁于胎前，尤当禁于产后，盖妇人产后，如受巨创，气血耗亏，血管凝固之权未复，胞宫之裂痕未平，离管之瘀血未净，此时切宜加意摄养，以图恢复。若误犯房事，轻则寒气袭于胞宫，

60

瘀血败精，两相交阻，而腹痛作，重则血管重裂，而血崩成，症之可危，孰过于此。

【产后卫生法】 产后卫生，略述于后，凡产妇未满百日，咸宜遵守：

1. 绝对静养，切忌操劳与惊动。
2. 一二日内，以高枕仰卧为宜，扶坐大可不必。
3. 多进滋养食料，以资复元。
4. 生冷坚硬之物，切勿入口，恐伤脾胃。
5. 七情六欲，均宜禁绝。
6. 居室以通空气透阳光为宜，温度亦宜调节。
7. 注重局部清洁，一切用品均须消毒，以绝毒菌。
8. 衣被须清洁柔软，洗手不可用冷水。

第一节　产后血晕由于血崩不止者

【原因】 产后血晕，分虚实两种，已见总论矣。所谓因虚而血晕者，由于产妇本元素亏，产后调护失宜，以致血崩不止，血既失矣，于是心脏之搏动衰弱，脑筋之荣养告绝，而昏脱成矣。

【症象】 血下如崩，头目昏晕，面白汗出，肢冷脉微，虚象环生，危在旦夕。

【治疗】 扶阳补气，仿古人血脱益气之意，方用独参汤加味。

【处方】 吉林参三钱，另煎先服　熟附片三钱　炮姜炭八分　煅龙骨一两　煅牡蛎一两　炙黄芪五钱　生白术三钱　当归头四钱　清阿胶三钱

【说明】 此方参、芪以补气，姜、附以扶阳，龙、牡以潜阳，归、阿以止血，使气足阳回，血自归经，则全身荣养，自有来复之机，脑筋亦无昏脱之状也。

第二节 产后血晕由于败血冲心者

【原因】 或曰心脏位于上焦，败血在于子宫，何能飞渡而上冲于心耶？余曰：此说亦宜活看，所谓冲心者，乃指瘀阻子宫，压迫血管，反射神经中枢而言也。然所以致此者，多由产后血虚，复受惊恐，惊则气乱，神经不宁，致瘀血不能畅下也。

【症象】 心下急满，头目晕花，神昏口噤，面青舌紫，少腹胀痛，夜不成寐，恶露不下，或下而不多。

【治疗】 祛瘀为主，参以安神镇惊之品，方用芎归汤加味。

62

【处方】 当归五钱，酒炒 大川芎三钱 生蒲黄三钱，包 广郁金三钱 益母草四钱 朱茯神三钱 炙远志一钱

【急救】 如陡然昏厥，药不及煎，急以韭菜一把细切，瓶盛之，灌以热醋，以瓶口向产母鼻管熏之，再以铁石器火烧红，焠醋中，令室中常得醋气，或以醋喷其面，其人自苏。

第三节 产后腹痛由于行房受寒者

【原因】 产后子宫空虚，温度降低，苟误犯房事，寒邪直袭胞宫；或误食生冷，以致血液凝滞，气失流

通，不通则痛。

【症象】 少腹绵痛，得热则舒，苔白脉迟，时时恶寒。

【治疗】 温通阳气，和营定痛，方用肉桂散加味。

【处方】 肉桂心八分，饭丸吞 炮姜炭一钱 制香附三钱 台乌药钱半 当归酒炒，五钱 川芎三钱 炙乳没各一钱 青陈皮各一钱

第四节 产后腹痛由于恶露不下者

【原因】 产后恶露不下，最足酿成腹痛之患。推其所以致此者，除上述因行房受寒外，尚有因忧郁而神经郁结，不能送出恶血，于是恶露留而为患，结而成块，以致少腹硬痛，即俗所谓儿枕痛是也。

【症象】 少腹硬痛，痛而拒按。

【治疗】 理气祛瘀，使瘀祛而新生，气通而痛止，方用生化汤加味。

【处方】 全当归五钱 川芎二钱 单桃仁钱半 炮姜五分 炙草四分 制香附三钱 砂仁六分，研 炒神曲三钱 广郁金三钱

【加减】 如痛甚者，加肉桂七分。胀甚者，加生蒲黄三钱（包）。

第五节 产后各病良方

【第一】 产后心痛方

63

用川郁金二钱，烧存性为末，米醋一杯，调匀炖温，饮之，如已昏厥者，急灌下之，亦能即醒。

【按】 产后血气上冲，心痛欲死，此为急救之法，但救苏之后，再宜下其恶露，否则仍有上冲之虞。

【第二】 产后块痛方

用干山楂肉五钱，赤砂糖一撮，水酒各半煎服之，其效如神。

【按】 产后血块疼痛，由于瘀血内阻也。山楂、赤糖，具有行血消瘀之力，而酒性尤有行散瘀血之功，宜其有效也。若腹不有块而疠痛者，乃为虚候，勿投此方。

【第三】 产后小便不通方

用食盐一撮，麝香一分，填于脐中，外用葱白一两，打成饼状，覆盖于上，用艾火灸之，病人觉有热气入腹，初颇难忍，稍忍片刻，则小便通矣。

【按】 此症由于膀胱气化不宣，水湿停留者，用此法最效，若因内热盛而津液干涸者，忌用。

【第四】 产后腰痛方

用胡桃肉一两，鹿角屑三钱，陈酒煎服，甚效。

【按】 产后腰病，多因于虚，胡桃善于补益腰肾，鹿角长于温和血脉，又得酒以引之，故能直达病所，而愈腰痛。但此二味，均偏于温，若其人素体热盛者，慎不可服。

【第五】 产后蓐劳方

（1）猪腰一对，切细片，以盐酒拌之，先用粳米一合，葱椒煮粥，盐醋调和，铺于盆底，以热粥倾于上盖

之，煮粥食之。（济生方）

（2）龙眼肉十二枚，红枣肉十二枚，白冰糖一两，煎取浓汁，和入生鸡蛋一枚，每日清晨服之，服一百二十日，无不痊愈。

【第六】　产后子宫脱出方

用补中益气汤原方去柴胡，浓煎连服二三大剂；外用蓖麻子十四粒，去壳捣烂，涂顶心，即收。

【第七】　产后癥瘕方

用鸡内金，亦名鸡肫皮，生者晒干，轧细，每服钱半，天冬、党参各二钱，煎汤送下，早晚各服一次，癥瘕尽消。

【第八】　产后盗汗方

（甲）牡蛎（煅，研粉）、小麦（炒黄，研粉）各一钱，二味开水调服。（乙）当归三钱，黄芪五钱，五味子三分，浓煎服。

【按】　前方即《证治准绳》止汗散，后方即当归补血汤加五味子，惟产后恶露已尽，气阴不足者宜之。

【第九】　产后下痢方

用山楂三钱，陈灶心土拌炒成炭，去土，将山楂研末，红糖米汤调服。

【第十】　产后浮肿方

用泽兰叶、防己（酒炒）各一钱，共为末，温酒调服。

【按】　产后瘀血内阻，水湿不行，而致浮肿者，此方稳妥而有效。

【第十一】　产后泄泻方

用肉桂心、干姜各五分，为末，开水调服。

【按】　此方惟产后受寒，腹痛泄泻者宜之。

【第十二】　产后便血方

用枳壳（麸炒）钱半，黑荆芥二钱五分，水煎服。

【按】　产后败血渗入大肠而下鲜血者，频服此方，颇效，或加清阿胶三钱，亦可。

【第十三】　产后便秘方

用白蜜二钱，开水冲，空心服，或滴入麻油少许，服之尤效。

【第十四】　产后喘满血晕方

用血竭、没药各一钱，研细末，童便和酒调服。

【按】　产后败血上冲，心胃喘满，目晕神昏，急用此方，无不神效。

【第十五】　产后发狂方

用煅龙齿四钱，辰茯神三钱，生地、当归各二钱，牛膝、远志各一钱，酸枣仁二钱，泽兰叶钱半，水煎服。（泽兰汤）

第八章　乳病总论

【乳汁之来源】　乳汁为育儿惟一妙品，贮于乳房，出于乳头。乳汁之来源，由于水谷之精微所化。胃者，水谷之海也，故胃与乳有密切之关系。试观饮食减少者，则乳亦少，或无乳，岂非乳汁为饮食所化之明征乎！乳房为贮乳之器，是以乳房属胃也。乳既贮于乳房，必有乳腺输出，而乳腺之端，群聚乳头，古人谓乳头属肝，其实即乳腺属肝。盖人身之腺体，皆一个系统，肝脏为纯粹之腺体，故诸腺以肝为最大，是肝脏乃腺体之主脑也。肝气条达，则乳腺通利，肝气郁结，则失其疏泄之能而生乳病矣。

67

【乳病之证治】　初产之妇，护乳不周，致生乳病，种类颇多，如乳部皮肉肿凸焮红，而成痈疮者，名曰乳痈，乃肝胃二经热毒壅滞之症，法宜加味逍遥散（山栀、丹皮、柴胡、当归、白芍、白术、茯苓、甘草）及神效栝楼散（全栝楼、当归、生甘草、乳香、没药）。如因忧气结，乳内起核，微痛而不红肿者，是为乳岩之起点，即用生蟹壳并爪数十枚，焙末酒服，每服二钱。再用当归、陈皮、枳壳、贝母、白芷、甘草节、蒲公英等水煎服之。若历久不愈，或调治失宜，则必溃烂如巉岩深洞，血水淋漓不干，或致蛆生，而反不甚痛，气血既虚，邪入愈深，图治不易，舍用阳和汤（熟地黄、鹿角霜、白芥子、麻黄、炮姜、肉柱、甘草）加党参、黄芪、当归、川芎等益气托毒外，别无良法。如因新产小孩未能吮乳，以致蓄结作胀，发热口渴者，谓之妒乳，则宜挤去宿乳，服四物汤（当归、芍药、地黄、川芎）加麦芽以消之。如因小儿鼻风吹入乳房，以致肿痛，乳汁难出者，名曰外吹，内服神效栝楼散（药味见上）。外用南星末或金黄散敷之。此外，有未产而乳汁自下者，各曰乳泣，是因气血大虚也，必致生孩不育，以大剂八珍汤（人参、茯苓、白术、甘草、当归、芍药、地黄、川芎）以补之。有产后两乳伸长下垂者，名曰乳悬，宜大剂佛手散（当归、川芎）浓煎频服。至于乳汁不通，或太少，另见下条。

【变味之乳汁】 乳汁变味，其因有四：一因乳母如遇经行，乳汁变味，有碍营养，食之往往消化不良，或起泄泻，宜暂时停止。二因乳母妊娠，乳即不良，盖其营养部分，一方含养胎儿，一方又须变为乳汁，偻哺婴儿，不但两不得益，而乳母亦大受其累，宜停止哺乳，使胎儿得充分含养。三因哺乳期内，一经交合，乳味必变，然性欲有不能抑止者，则于事后数点钟内不可哺乳，且乳汁亦宜挤去。四因乳母有疾，乳汁缺乏，且病人必须服药，药物影响于乳汁最大，故宜暂停。

【护乳之方法】 乳汁为婴儿生命之源泉，乳有疾病，影响小孩康健极大，此护乳之法，不可不讲也。大凡妇人产后，宜自哺乳，既可使子宫易于收缩，复可免两乳胀满之苦，同时哺乳之前，须以清水少许，洗净乳头，乳后，亦须拭洗，恐有不洁之物也。如觉乳房胀痛，或见乳孔不通，可将热手巾按摩胀处，更将乳头浸入温水中，约五分钟，然后以清洁之簪脚，将孔中之积垢及薄膜，轻轻剔除，庶乳流畅快，胀痛自愈。

第一节 乳汁缺少

【原因】 产后气血大亏，乳汁生化之源告竭，非乳腺之闭而乳不通者可比。

【症象】 乳汁缺乏，或竟点滴全无，乳部并无胀疼之象。

【治疗】 补气生血，乳汁自下，方用生乳丹。

【处方】 潞党参一两　生黄芪一两　当归二两，酒洗　麦冬五钱　通草八分　桔梗八分　七孔猪蹄二个，去爪壳　水煎服。

第二节 乳汁不通

【原因】 乳房属胃，为贮乳之所；乳头属肝，司分泌之职。妇人产后，两乳胀疼，乳汁不通者，非无乳也，乃肝郁气结，乳腺分泌失职也。

【症象】 两乳胀满疼痛，乳汁不通。

【治疗】 疏泄肝气，利窍通乳，方用通肝生乳汤加味。

【处方】 白芍五钱，醋炒　当归五钱，酒洗　白术三钱，土炒　熟地三钱　甘草三分　麦冬五钱　通草一钱　柴胡一钱　穿山甲三钱，炒黄

第三节　各种乳病验方

【第一】　退乳经验方

用麦芽一两，枳壳二钱，煎汤服之，即退。

【第二】　乳痈初起方

（1）西黄醒消丸三钱，温酒送下。

（2）穿山甲、青皮各钱半，研细末，热酒调服。二方覆被取汗即消。

（3）紫花地丁、黄花地丁、王不留行、生甘草。上四味各等分，水煎服。凡乳痈初起，即以此方服之，多则二剂，自能消散于无形。

【第三】　乳岩简效方

用全栝楼四钱，全当归四钱，生草节一钱，大贝母三钱，制乳没各一钱，煎浓汤服之，良效。

【按】　栝楼形如乳房，性质滑利，善通乳房之瘀结，佐以当归养血而解郁，乳没活血而散瘀，甘草解毒，大贝化痰，惟初生气血未虚者，服之颇效。

【第四】　乳疬溃烂方

用熟蟹壳，煅灰存性，研细末，用小磨麻油调敷患处。

【按】　乳疬溃烂初起，即用此方治之，颇效。盖因蟹壳煅灰，有渗湿去腐化脓生肌之功也。

【第五】　产后缺乳方

（1）鲢鱼一尾（重约一斤，去鳞鳃肠脏，洗净），丝瓜络一两（去子陈酒洗），二味煎汤饮之。按：鲢鱼

70

能增乳汁，瓜络通乳腺，故有效也。

（2）常用赤豆煎食，亦效。

【第六】 通乳神效方

用活河虾十数只，去壳捣碎，再用热酒冲服，不久乳来如涌。

【第七】 乳吹肿痛方

（1）外用葱一大把，捣成饼，加麝香少许，摊乳上，用铁罐盛炭火，熨葱上，须臾汗出即愈。

（2）内用两头尖（即老鼠粪）十三粒，豆腐皮包，热黄酒或葱白汤送下，取汗即消。

【按】 乳吹之症，由于乳腺阻塞所致，治不得法，每成乳痈、乳岩等症，本方外用葱、麝以达病所，内服两头尖以通乳腺，允称良方，惟已成脓者无效。

【第八】 乳痈内消方

（1）大贝母、白芷各一钱，为末，温酒调下。

71

（2）土楝子（经霜者佳，川楝不用）、雄鼠屎、露蜂房各三两，俱煅存性，为末，每服三钱，温酒调下。

【按】 此证即痈之生于乳上者，甲方消散，宜于初起，乙方排脓，宜于溃后，用时不可不分也。

【第九】 乳悬立愈方

（1）当归、川芎各四两，浓煎频服。

（2）另用川芎、当归各一斤，切大块，于炉内慢火烧烟，安病人面前桌下，务使烟气不绝，令伏桌上，将口鼻及两乳常吸烟气，如药已用过二料，两乳虽缩上，而不复旧，用冷水磨蓖麻子一粒，涂头顶心，俟乳缩即洗去。

【按】 乳悬症状，两乳伸长细小如肠，垂过小腹，痛不可忍，症虽奇特，此方可治也。

【第十】 乳头内缩方

用生黄芪一两，上肉桂一钱，炙升麻钱半，大当归三钱，上白芷一钱，炒知母钱半，细木通五分，净柴胡钱半，苦桔梗钱半，皂角刺三钱，生姜一钱，水煎温服。

【第十一】 预防乳缩法

女子乳头缩陷，既失哺乳功能，且受莫大痛苦，即在受孕后，胎乳发生时期，取桃核一枚，分之为二，去其肉，壳里及边用刀刮光，以之罩在乳头，外用布袋缚住，经一月能自己凸出，是法简易而有效，洵妙法也。

【第十二】 产妇唤乳方

七星猪蹄一只，黑芝麻二两，通草一钱，青葱管五寸，煎浓汤淡服，乳汁即多。

【按】 此补助胃汁之法。盖乳少，由于胃汁缺乏，故以猪蹄、芝麻味厚汁多，大助其胃汁，以通草象人身之膜，以通膈膜之路，使无窒碍，葱管象人之管，以通其乳管，使之顺流而出。考古方，用木通佐入唤乳方中，而今人不察古今药名之异殊，竟用今之木通，大苦大寒，败胃耗乳，讵可混用？殊不知古之木通，即今之通草焉。

72

第九章　肝气病总论 _{附脏躁症}

【肝脏之生理】　按肝脏体阴而用阳。所谓体阴者，指肝藏血而言。按血液分配于全身之比例，心脏、肺脏及血管中占四分之一，筋肉中有四分之一，肝脏中有四分之一，尚余四分之一，散在此外之各部分。准此以观，肝家一脏，独占有全身血液四分之一，较任何部分皆多，故《内经》云：肝藏血也。所谓用阳者，指肝脏腺体而言。盖肝之腺体，功用甚大，其外分泌腺液能制造胆酸盐质，以助消化器之蠕动，其内分泌腺液，能感动回血管，以助循环器之营行，此肝脏生理之大略也。

【女性与肝气】　夫肝为男女共具之脏，何以女子多患肝气，此无他，以肝为将军之官，赖血荣养，性喜条达。女子既因月经生育，而致血液暗伤，肝失荣养，复以多愁善怀，神经郁结，肝失疏泄，于是肝脏之腺体阻滞，血液之循环窒塞，脾胃之消化迟钝，甚而内脏之交感神经受其刺激，可怕之肝气症，由此成矣。《内经》云：忧郁伤肝。《金匮》云：肝病传脾。可谓要言不烦。

【肝气之现象】　肝气为妇女百病之原，其影响之症象，如经水不调，如胎产不顺，如乳汁不通，既如上述矣。兹再就本症之现象言之，轻则肝气入络，腺体阻滞，但觉胸胁作痛，气稍不利而已。其甚者肝阳不潜，冲气上逆，遂致胸脘闷痛，气促泛恶，或则面白肢冷，

73

猝然昏厥，为状至险，治之宜速。至于呕吐噫气，头眩嘈杂，消化不良，又为肝气病中必有之现象也。

【肝气疗养法】 肝气首重调养，而药疗次之，以调养失宜，治之亦无益也。所谓调养者，一方多进滋养食物，一方宜常快乐安静，同时辛辣之物，切勿入口，忧郁之事，概置度外，庶几肝脏得涵养之妙，神经无郁结之患，其有裨于药疗明矣。至药疗之功用，补偏救弊而已。经云：木郁达之。所谓达者，疏通之宣畅之是也。又《金匮》云：知肝之病，当先实脾。故世之妇科，多宗归脾汤、逍遥散二方，以一则能解肝脾之郁，一则能奏调肝理脾之效也。余尝加减施用，屡试不爽。又利用温泉浴，以治肝胃病，功效甚著。据化学分析云：泉中确含有钾、石炭、硫酸、炭酸、锰、青酸、盐、铁、明矾，及铱质作用等，诚有益人体自然疗病之善法也。

74

第一节 肝胃气痛

【原因】 夫肝胃痛之作，近因则为肝胃气机阻滞，神经受其刺激，遂因则为女性善怀，郁怒忧思，使肝气横逆，胃受其侮也。

【症象】 胸闷脘痛，腹胀食入不舒，月事不行，脉来细弦。

【治疗】 疏肝理气，参以开郁，方用逍遥散加减。

【处方】 软柴胡醋炒，八分　全当归酒炒，三钱　白芍酒炒，二钱　白茯苓三钱　制香附二钱　春砂壳八分　金铃子二钱　延胡索钱半　炒枳壳一钱　广郁金钱半　陈香橼皮

一钱

【加减】　如兼胃家湿滞，便泄纳少者，加半夏二钱，陈皮一钱。胸痹者，加薤白头钱半，栝楼皮三钱；腹痛有块者，加煅瓦楞四钱，青皮一钱。

第二节　中虚脘痛

【原因】　脘痛属于肝郁，已详上篇矣，而中虚尤为脘痛之一大原因，所谓中虚者，脾胃虚弱也。脾胃既虚，则肝气乘之，寒气袭之。经云：寒则涩不能通，不通而痛作矣。

【症象】　当脘而痛，痛则喜按，得食则舒，与上篇食入作胀者不同。

【治疗】　不必治肝，但温补其中，使中土健运，则肝气自敛，肝敛气和，而痛自止矣，方用小建中汤加味。

【处方】　川桂枝一钱　白芍酒炒，三钱　云茯苓三钱
炙甘草一钱　陈皮一钱　春砂壳八分　煨姜二片　红枣四枚
饴糖四钱，冲

第三节　势极危急之肝厥症

【原因】　郁怒伤肝，肝气上逆，胃当其冲，则为恶心脘痛，脑受冲激，则为昏厥，《内经》所谓"大怒则形气绝，而血菀于上，使人薄厥者是，血脉阻滞，则为肢冷脉微。

【症象】 脘腹胀痛，气逆泛恶，痛甚则厥，厥则神识昏迷，牙关拘紧，四肢厥冷，旋发旋止，发无定时，脉象微细，舌苔薄腻。

【治疗】 柔肝和胃，通和血脉，切忌镇压，致招反动，方用当归四物汤加减。

【处方】 全当归三钱　川桂枝一钱　酒炒白芍二钱　细辛四分　朱茯神三钱　炙远志一钱　仙半夏二钱　陈皮一钱　炙甘草八分　苏合香丸一粒，化服。

第四节　肝胃气逆之呕吐症

【原因】 肝胃之气，以下降为顺，若肝升太过，胃失降和，则胃中食物，不能停留，而反上逆矣。

【症象】 头目眩晕，呕吐酸水，食入作梗，胁肋作痛，舌绛苔黄，脉来弦滑。

【治疗】 平肝降火，折其上炎之势，则胃气自顺，而呕吐自止，方用左金丸加味。

【处方】 左金丸八分，吞　生白芍三钱　川楝子二钱　旋覆花钱半，包　竹茹钱半，盐水炒

【附按】 同道朱君谓，止呕药中，加入牛嚼料草一撮为引，极效。其意取牛口中余液以润之也。至因胃寒而呕吐者，又当以温药止之，非此方所能并治也。

第五节　肝气各症良方

【第一】 肝气简效方

用鲜香橼数枚（须立冬日采者），连皮捣极烂（或少加冰糖，但不宜多），置瓷器中，每晨取一调羹，以开水一杯，空心冲服之，连服百日，不可间断。行气止痛，其效如神。

【第二】 肝胃痛良方

（1）用鸡蛋壳数枚，煅灰研末，白糖霜调匀，再用鲜佛手片泡茶，送下。

（2）以鲜佛手一片，切薄片，晒干研细末，入沉香少许，每服五分，开水送下。

（3）赤芍六钱，乌药三钱，煎服，良效。

【第三】 丁氏定痛丸

用制香附三钱，乳没药各六钱，血竭一钱，烟膏三钱，研细末，用枣肉糊丸，朱砂为衣如绿豆大，每服五粒。

【按】 此为丁师甘仁遗方，理气定痛，立见奇效。

77

【第四】 热性脘痛方

用山栀七枚（炒黑）水一盏，煎七分，入生姜汁饮之，立效。

【按】 郁热作痛，必溲赤便秘，苔黄脉数，此方以山栀清郁热，生姜汁辛温善散，一治痛之标，一治痛之本，故能奏效。

【第五】 胃寒呕吐方

用生姜一大块，直切薄片，勿令断，层层掺盐，以线扎紧，外用草纸七层包之，水泡湿，慢火煨熟，取姜捣烂，和米煎服，立止。

【第六】 反胃必效方

用老姜一大块，挖孔纳红枣一枚，红枣去核，内包砂仁一颗，外用黄泥包裹煨透，去泥与姜枣，只取砂仁嚼食，每食数颗，数次即愈。

【第七】 胃热呕吐方

用甘蔗汁一升，入生姜汁二合，炖温，作五次服，甚效。

【第八】 呕吐吞酸方

用苏叶一分，黄连二分，研末，徐徐呷下，自止。

【第九】 附脏躁症方

用生甘草一两，小麦一片，红枣十枚，水煎服。

【按】 脏躁一症，西医名为歇斯底里，哭笑无常，如颠如狂，病由精神感动（忧怒惊恐）而来，除适用精神疗法外，再以此方进服，自然奏效。

第十章 隐病总论

【何谓隐病】 隐病又名秘密病，自广义言，举凡经带各病，莫不属之，兹所谓隐病者，仅包括女子阴户各病，乃指狭义而言也。

【不洁与隐病】 女子隐病，最显著者，如阴肿，如阴痒，如阴痛，虽由湿热下注，但无不与不洁有关。况如阴疮，如阴虱，纯由不洁而来者乎！良以女子阴器构造，较男子复杂而宽大，不洁之物，最易袭入，不但酿成阴户各病，且毒菌初寄居于阴门，继而蔓延及于内部，引起尿道淋、白带、白浊等症，为害甚矣。

【注意之要点】 最足使阴户蒙不洁之患者，厥为行经行房及生产三端。故行经期内，阴部务求清洁，拭布、绷带均宜消毒。而欲后、产后，尤宜沸水洗涤，注意消毒，使瘀血毒物，不致胶粘于阴门，侵入于内部也。

【侧重之疗法】 经云：肝脉抵小腹，环阴器。凡女性前阴诸病，虽属湿热为患，而引湿热以下注者，肝经也。故历来医家治此，侧重肝经，如龙胆泻肝汤，确有神效，执果溯因，足见所治为不谬也。

79

《 第一节　阴户作肿 》

【原因】　患者每喜啖辛热，积于胃肠，久蕴为热毒，流入阴户，而为肿痛。或情志抑郁，安逸少劳，肝脾之湿热日甚，下注阴户，亦为之肿痛。

【症象】　阴户肿痛，皮色光亮。

【治疗】　疏肝解郁，清化湿热，方用加味逍遥散出入。

【处方】　醋炒柴胡八分　酒炒当归三钱　酒炒白芍钱半　白茯苓三钱　生草梢六分　牡丹皮钱半　黑山栀三钱　制香附一钱　水煎服。

【处方】　（1）甘菊茎捣烂，百沸汤浸熏洗。

（2）紫苏叶五钱，酒炒防风三钱，酒炒羌活三钱，煎汤熏洗。

（3）地骨皮五钱，蛇床子三钱，煎汤熏洗。

《 第二节　阴户奇痒 》

【原因】　痒者，热候也。阴户奇痒，乃肝经郁火下迫，致阴中发炎作痒，而嗜酒纵欲，尤为此症之主因。

【症象】　阴户浸淫，时作奇痒，如有虫行者，真有搔痒不着之苦。

【治疗】　清肝泄火，方用四物加龙胆汤。

【处方】　生地黄五钱　生白芍三钱　牡丹皮钱半　炒当归三钱　龙胆草三钱　黑山栀三钱　水煎服。

80

【处方】 蛇床子一两 陈艾叶 五倍子 白明矾 枸杞根（即地骨皮）各五钱 川黄连一钱 煎汤熏洗。

第三节 阴户作痛

【原因】 此症因肝经湿火炽盛，循络下注，使阴中发炎而作痛也。

【症象】 阴中疼痛，小便灼热，体瘁心烦，苔黄脉弦。

【治疗】 清热泻火，利水消炎，方用龙胆泻肝汤。

【处方】 龙胆草钱半 小生地五钱 细木通一钱 生草梢八分 川黄柏二钱 粉丹皮钱半 黑山栀三钱 全当归三钱 泽泻钱半 车前子三钱

第四节 阴 蚀

81

【原因】 阴蚀者，阴户虫蚀生疮也，皆由于不洁而来。如本妇好啖酒浆，喜食辛辣，致血热发炎，蕴毒下焦，日久生虫，虫蚀生疮；或与不洁男子交接，传染毒菌，致潜滋暗长，一发不可收拾矣。

【症象】 初期发炎，时下白物，胶粘阴户，久之渐觉发痒，情欲亢进。失此不治，必致前阴外部发现疙瘩，同时阴中亦发现一种小虫，奇痒益甚，驯至阴中腐烂，蚀侵内脏，攻刺疼痛，苦不堪言。

【治疗】 先当清洁内部，停止肉体上之交接，再内外合治之，方宜清解。

【处方】 鲜生地五钱 炒赤芍钱半 炒丹皮钱半 酒炒当归三钱 川黄连一钱 龙胆草三钱 川木通三钱 土茯苓五钱 金银花五钱 生甘草一钱 水煎服。

【外方】 （1）初起即用地骨皮五钱，蛇床子三钱，苦参三钱，水煎常洗，甚效。

（2）洗后如滋湿不干者，可用掺药。取陈年蚌壳（煅研为末）三两，儿茶三钱，人中黄煅，三钱，飞滑石六钱，轻粉一钱，枯矾一钱，煅龙骨一钱，上冰片三分，研末调匀，掺湿疮上，甚效。

（3）如疮痕斑剥，蚀处蔓延者，可用虾蟆散敷之。

【按】 虾蟆散，即虾蟆一具，炙，木香一钱，硫黄五分，铁精一钱，麝香一分，各研细末，拌匀为散。

第五节 阴户出血

82

【原因】 多因酒后行房，情欲大炽，血管膨胀，而至破裂，血溢于外，遇交而出。亦有因经水方来，强力入房，则血留于内，若一经冲动，血即复下者，世俗谓之撞红是也。

【症象】 每值交接，则阴户出血。

【治疗】 见第二章第四节，同时以暂时绝欲数月为宜，使其创痕易于平复。

【外方】 蛇床子研末，绵裹纳阴中，立效。

《 第六节　阴　　挺 》

【原因】　因脾虚气陷，而子户失其摄纳，或产后胞络损伤，子宫筋太松，致脱然下坠也。

【症象】　阴户忽然有物挺出，如阴茎然，或阴户翻出，不能转动者，名曰翻花。

【治疗】　此症最要安心静养，毋使惊恐，方用补中益气汤加减，内外并治，自可徐徐收上。

【处方】　生黄芪一两　全当归五钱　赤茯苓三钱　生白术三钱　川升麻一钱　柴胡三钱　陈皮盐水炒，一钱　炙甘草一钱

【加减】　如小溲热赤，阴户疼痛者，可去陈皮、炙草，加龙胆草三钱，川黄柏二钱，黑山栀三钱

【外方】　（1）先取蛇床子五钱，真乌梅九个，煎汤熏洗，后以猪油拌藜芦末敷之。

（2）取活蚌一只，嵌入梅花冰片一二钱，待其涎水流出，用鹅翎蘸敷。

（3）皮硝、胡椒各一钱，和以黄酒，调匀敷患处。

《 第七节　子宫寒冷 》

【原因】　子宫寒冷者，温度不足也。乃因命门火衰，元阳虚惫，风冷之气，乘虚袭入也。

【症象】　阴户不暖，下部怯冷，交感不快，小溲滑数，脉息微弱。

【治疗】 温补元阳，而暖子宫，方用大菟丝子丸，每服三钱，温酒送下（男子阳痿股冷，治疗亦同）。

【原方】 大菟丝子丸（药肆中有买），原方如下：菟丝子（净洗酒浸）、泽泻、鹿茸（去毛酥炙）、石龙芮（去土）、肉桂（去粗皮）、附子（炮去皮）各一两，石斛（去根）、熟干地黄、白茯苓（去皮）、牛膝（酒浸一宿，焙干）、续断、山茱萸（去核）、肉苁蓉（酒浸切焙）、防风（去芦）、杜仲（去粗皮炒去丝）、补骨脂（去毛酒炒）、荜澄茄、沉香、巴戟天（去心）、茴香（炒）各三两，五味子、桑螵蛸（酒浸炒）、覆盆子（去枝叶萼）、芎䓖各五钱，研末，酒煮糊丸。

【外方】 见第四章第五节内种子外治方。

《 第八节　各种隐病验方 》

【第一】 撞红经验方

用明矾末三钱，好黄酒冲服，治撞红阴伤出血，颇效。

【第二】 阴吹内服方

（1）补中益气丸，用五味子四分，煎汤送下，每服三钱。

（2）大生地、石决明各一两，黄柏、知母各三钱，水煎服。

【按】 甲方治产后气虚，前阴出气者有效。如因龙雷之火与肝风相搏击而阴吹者，则以乙方为宜。

【第三】 阴户生虱方

用百部三钱，浸入烧酒内，频擦患处。

【第四】 阴痛连及乳头方

用川楝子、炒猪苓、炒泽泻各八分，广木香二分，小茴香、大茴香各五分，乳香末、台乌药、延胡索、炒白芍、酒炒当归、广橘络各一钱，葱白头一个，生姜一片，水煎温服，微汗即愈。

【第五】 阴户宽大方

用肥皂子，浸去黑皮，用其白肉，加白及、五倍子、蛇床子、石榴皮、甘松、山奈、龙骨，煎成浓汤，日日熏洗。宽而冷者，再加矮硫黄同煎。（王孟英方）

【第六】 阴菌熏洗方

用五茄皮一两，白明矾三钱，马椿头根一两，朴硝三钱，泽兰三钱，煎汤熏洗。

【按】 阴菌又名阴茄，日渐长大，与阴挺骤然挺出一物者，似是而异。此症多由肝经湿毒流注于下所致，除熏洗外，尚须多服清解剂也。

85

【第七】 夹阴急救方

用胡椒七粒，葱心二寸半，麝香一分，捣烂，以黄蜡调和，做成条子，插入阴内，少顷汗出，即愈。

【按】 此症因交合不慎，寒邪直入三阴，以致面青肢冷，少腹疼痛，甚则乳缩昏厥。除用此法之外，尤宜内服温通之剂，急切治之，迟则莫救矣。

【第八】 脱阴急救法

女子因交合乐极，阴精大泄，脱阴若死。此时两体切不可脱离，男子急以口咬其肩部，使其知痛而苏，男子脱阳，亦同此法。

第十一章　附美容术 宋大仁编

第一节　颜面之脂漏

颜面及头部最易呈污秽之形状者，脂漏是也。此种发于颜面及头部之脂漏症，约分四种，油性、干性、体干性、脂性是也。兹分详于后。

甲　油性（同义名称）　油腻性多汗症，单纯皮脂溢出，单纯脂溢。

【定义】　面部及发呈油腻性，因皮脂腺分泌过多所致。

【发见】　此症为常见之病，男女皆有患者。

【原因】　可由接触而得，于临诊时，往往见面上时呈油腻状者，此病多发生十五至五十岁之间，若幼年、老年均罕见也。若时常摩擦面部，则油腻能暂增加，因激励皮脂腺之故。

【症状】　面部未受患以前，额与鼻之皮光显油亮，然此状亦非常有；再或于头皮及发油腻过多，细擦之，则见其毛孔开张，挤之有白色粉丝状之微体逼出；或有时头皮间有颇多之皮屑，而无油性，逾时则油甚多，而皮屑全无，时或毛发略行脱落，亦常有之，此症常伴发多汗症。

【诊断】 但据头皮之油腻性，及毛孔为皮脂丝阻塞，可断之，在他种之脂漏病，则常有痂或鳞积聚，亦当不致误，或以薄纸平压于面部。若是油性者，则必有油质之斑纹点，现于纸上。

【治疗】 宜注意全身之健康，禁止摩擦，以免激起皮脂腺多生油质。头皮宜常以药肥皂及水洗之，最佳用绿肥皂醇剂或硫磺洗擦。

【备考】 若依此治疗，非但不愈而反加重者，此因皮脂腺被激，而白色粉丝为所溶化，致油质更溢出，可用白芷摩于患处，以后慎重刷去，此可除去油质，并除去之，而不致开张毛孔。

乙 干性（同义名称） 干性皮脂溢出，头皮屑，单纯头皮糠疹。

【定义】 为头皮角层，无油腻性之糠秕样剥脱病。

【发见】 本病为开化人民之普通病，小儿患此者，大都由已患此病者所传染。

【原因】 非为自然之先天遗传病，仍后天所得，或传染所得，且男子易与本病之传染物相接触，例如梳刷或理发店或旅行等皆是，故男子多于女子。

【症状】 患处往往干燥，并有多或少之干鳞遮盖，此鳞易于刷去，头皮亦为该鳞所蔽，然皮屑不发炎，毛发略有脱落，或发痒甚剧。

【诊断】 依其无炎性之症状，可诊断之。亦可以薄纸平压于面部，亦得知其痕迹，或颜面上有带黄或黄褐色之附药物。

【治疗】 可以橄榄油等涂敷，隔日以肥皂及热水洗之即去，倘一次不尽，可连治之。

丙　体干性（同义名称）　体糠疹，面糠疹，白糠疹。

【定义】　为轻性之干性脂漏，发生不甚多之斑点状糠秕鳞。

【发见】　此症不甚常见。

【原因】　或说与干性脂漏略同，但无实据，惟确非钱癣耳。

【症状】　起时为最轻之炎性斑向四围蔓延，其中央则大抵渐愈，其边为鳞状，白色或灰色，略发痒。

【诊断】　较花斑癣为小，因该癣系继头皮癣而发生，故与面钱癣亦异。

【治疗】　用硫磺及柳酸，每约一钱，凡士林一两调合，当可治愈之。

丁　脂性（同义名称）　油腻性皮脂溢，皮脂溢样湿疹。

【定义】　为头皮之炎性病，发生黄或油腻性之鳞或痂。

【发见】　此症常见，但不若前之多。

【原因】　白色葡萄球菌，及并形杆菌，为致此病之原因，多患于年二十至三十岁之间。

【症状】　头面几全被黄色油腻性鳞所盖，间有数处较他处尤烈。

【诊断】　可取一发用显微镜视之，有无微菌，即可与钱癣分别。

【治疗】　初起用油膏敷之，其效速，或用硫磺柳酸及雷隙辛等，其效较缓。

《第二节 痤 疮》

此症分特殊性、慢性两种，兹分详于后。

甲 慢性（定义） 此痤疮为一种皮脂腺慢性炎病。

【发见】 此为皮肤病最常见之症。

【原因】 此病男女均能患之，其原因为多油之皮肤，此大约在发身期发见，因此时皮脂腺之功用增加也。如消化力不强，大便秘结，身体抵抗力薄弱，或妇人之萎黄病，月经不调，皆可致生此病。

【症状】 此症常患于面部，面部最易受累者，为额颞颊颏等处，剧者全面部皆累之，初起必为一粉刺，大小不等，迨后有黑点围绕粉刺头，患处深浅不等。

【诊断】 因其为慢性，患处一定且有黑头粉刺。

89

【治疗】 大便应通畅，勤沐浴，以助皮肤之康健，饮食宜清淡，而不宜油腻，糖果及猪肉、面食、咸酸菜类均宜禁止。此外宜常用肥皂及热水洗擦，以其去油腻性，使患处愈干愈妙。

乙 特殊性 此症分急性寻常痤疮、点状痤疮、近疹性痤疮、脓疱性痤疮、硬性痤疮、萎缩性痤疮、肥大性痤疮、恶病质痤疮、人为痤疮九种。

一、急性寻常痤疮

此病虽论述颇少，然确有此病，此种痤疮，确先有黑头粉刺存在，迨发显丘疹及脓疱时，患者往往误为新生，治疗之法，挤去粉刺，以硫磺油膏涂之，能于短时间内治愈。

二、点状痤疮

为痤疮中之轻者，有粉刺及少许大丘疹发见，此症多见于女子，因所显之粉刺较小。

三、丘疹性痤疮

为丘疹式之痤疮，但亦有少许脓疱。

四、脓疱性痤疮

此症最为常见，为浅脓疱式之痤疮。

五、硬性痤疮

脓疱颇深，逐渐连于表面，排出脓液，后自行消散或复充其脓。

六、萎缩性痤疮

显小凹形之瘢，系丘疹或脓疱消散后所遗留者。

七、肥大性痤疮

显瘢痕组织过多之形，因此与瘢痕疙瘩相似，然甚罕见。

八、恶病质痤疮

深在性之小脓肿，鲜有达于表面之趋势。

九、人为痤疮

此因内服碘化物或溴化物，或外用松黑油所致，此类与通常痤疮或极相似。以上九种治疗，与前法大同小异。

第三节　颜色干燥症

【定义】　即颜面异常干燥之意，颜荒症是也。

【发见】　此症常见之，男女患者皆有。

【原因】　此症大抵起斑面性，有原发续发。原发之由，系脂肪分泌不足，续发之原，系颜面抗生活不适。例如屡屡洗面拂拭等，并欲达美颜之目的，滥用化妆品，则不问皮肤脂肪之多寡，其脂肪必因之减少。

【症状】　皮肤因脂肪减少，而遂呈干燥之象，或发落屑，发瘙痒，灼热，紧张等状。

【治疗】　暂时停止水及石碱之使用，而以油剂代之，行之之时，渍油于脱脂绵，以拭颜面，或以煮沸之滚水，加硼砂入水洗面。

【备考】　感觉锐敏之皮肤，决不可摩擦，只可微拭干之，此种人之皮肤，又不可任其湿润，当令其干燥，就皮肤之保护法而论，风雨霜露及其他障害等，均当避之。

91

《 第四节　胼　胝 》

【定义】　为皮肤限局之角层扁平增厚。

【原因】　因常受摩擦及压力所致。

【症状】　常生于手掌及足底，但手指及身体之他部之受摩擦及压力者，亦能发生，大小不一，其色灰白或淡红，扪之坚硬如角，压之则或甚痛。

【治疗】　在足者，穿适宜之鞋，可免此患。如疼痛可用软物，如毡作成一环，垫于患处周围，以免其被压。

可用柳酸油膏敷患处，使之变软。

《 第五节　鸡　眼 》

【定义】　此系限局性之角质肥硬，其中央有深入皮肤之突起，压迫其皮肤乳头，俗称鱼目。

【原因】　因常受摩擦及压力而生，多系所穿之鞋不适，故宜注意鞋之适意，为第一要义。

【症状】　鸡眼常生于足趾之近侧关节处，其它关节附近亦可患之，鸡眼与胼胝之分别，在其面积之较小，其形圆锥，锥尖向下。寻常之鸡眼，坚硬如角，高起于皮面，力压之能致痛，因其尖被压向下也。

【治疗】　此疮疗法，大致与胼胝相同。

第六节 疣

此症有寻常疣及传染性软疣两种，兹分详于后。

甲、寻常疣

【定义】 寻常疣，系一种良性之赘疣，为有限界之表皮肥厚，以角层为最，乳头层亦肥厚。

【原因】 寻常疣传染力甚小，且初于滤过性毒之故。

【发见】 此症多发生于指及手之背面，或手掌颜面颅皮等处。

【症状】 （1）寻常疣为自皮面凸起组织小块，初起时如针头，其面平滑，不久则增大，疣为广基或有蒂。

（2）扁平疣，为寻常之平疣，多患于小儿及青年之人，其皮色较普通常之皮肤略暗，其状如扁豆，而不觉痛。

（3）腺状疣，疣之外形不齐，较扁平疣为软，往往有蒂，疣边或有若干细刺布列。

（4）尖锐湿疣，为一种特异之蕈形疣，常生于生殖器，在肛门四围或男子多在包皮下，女子多在阴部，并股内面近生殖器处，其面易糜烂，而有稍臭之浆液脓排出。

【诊断】 普通尚易，倘在龟头上，皮癌之底破，且浸其下之组织，其溃烂面出血。而花柳疣细擦之，则见为许多小赘疣结合而成。

【疗法】 寻常疣及扁平疣可用石灰水调饮，日三次，可或能于一星期后完全消失。腺状疣，可用刮匙刮去之，其出血之面，或用烙铁烧灼之，可使全愈。花柳疣可用柳酸一分与淡石粉三分配合，撒于患处，每日数次。

【备考】 疣消散后，应保持其清洁，每日用扑粉撒之，花柳疣无论用何种治法，均有复发之趋势，但能保持其清洁及干燥，则终可治愈，孕妇患者，胎前不易治疗，因其阴部分泌物过多，且女阴充血，皆为不易治之原因也。

乙　传染性软疣

【定义】 为皮肤之一种良性瘤，系滤过性毒所致。

【原因】 因有接触传染性，故推想其为微生物所致。

94

【症状】 为小圆形之疣，大者如豆，小者如定针头，广基而无蒂，男女老幼皆有患之。

【发见】 患处不定，然多在面、头、股、前臂及生殖器等处。

【诊断】 其状特异，故不易混淆，疣顶之凹陷，亦为重要之区别点。

【治疗】 最妙之法，在用尖利之小刀，将疣挑破至出血为止，一二日后即能全愈，或用锐匙刮去之。

第七节　血管扩张症

【定义】 血管扩张症，俗名曰赤痣，有先天性后天性两种。

【原因】 为单纯性血管肿,与海绵性血管肿。

【发见】 为颜面及手等,常暴露之部位为多。

【症状】 肿之大小不一,自帽针头而上以至极大者有之。

【治疗】 若治疣之电气烧灼法,亦可应用。

第八节 酒 渣

【定义】 颜面新生多数之血管,且有赤色硬结节,是为酒渣。

【原因】 其原因与痤疮相同。内部原因,以消化器及妇女生殖器障害为多。

【发见】 散布鼻类颐部、前额等处。

【症状】 患者之自觉症甚轻,时或起灼热之感,本症之剧烈者,鼻形甚丑,因此而发生鼻瘤者有之。

95

【治疗】 治酒渣须先审其原因,除其障害,其他用刀切、电气烧灼、电气分解等,或用依比知阿儿溶液软膏等。

第九节 多 毛 症

【定义】 应生毛之部位而毛发丰富,亦属天然。若不应发生毛发之部位,一旦发生毛发,便是丑形,此异状之毛生在美容上,名曰多毛症。

【发见】 此种多毛症,身体上不论何种之部位,均能发生。

【症状】 妇人之须髯，及手足等处，均不应生长毛发，而竟发生毛发。

【治疗】 用刈割短毛，及剃毛，拔毛，此等施之，恐反呈浓厚，而毛发复长，昔时有以赤热胡桃壳之焦灼法代剃毛，或用浮石摩擦，亦能奏效，或贴松脂硬膏而拔毛，此施于二三粗大之毛则效。尚有热梅脂棒封蜡之末端，贴着于毛发而拔除之。

第十节 秃 发

【同义名称】 秃发、脱发。

【定义】 此系寻常之脱发，多累及颅皮之发，但身体他处之毛发，亦可累及。

【发见】 此为极常见之病，因其不但患全身性病可致秃发，而皮脂溢出性病，亦多可致之。

【原因】 有按秃发之原因，而分为下述之种类：先天性秃发，老年秃发，早期秃发三种。而早年秃发，又分特发有遗传之素质者，症状性者两种。而症状性又分局部、全身。局部包括皮脂溢、牛皮癣、丹毒、红斑性狼疮、梅毒皮病、毛囊炎、钱癣、黄秃疮等。全身者又分慢性、急性。急性包括肠热病、天花、猩红热等，慢性包括梅毒、麻风、水肿、神经衰弱、慢性中毒、贫血、糖尿病、癌、痛风、痨病等。

【症状】 先天性秃发，及因种种局部病所致之秃发，已详于前。

老年秃发系因年老而有者，先发色变失泽，后脱落快慢不定，且可累及发与阴毛，男子多而女子少。

特发性早期秃发，系起于中年前之秃发，无显然之局部或全身原因，此多患于过二十五岁之男子，其始于颅部，次及额部，故视之如发边过高，然亦有颅顶先秃。

症状性早期秃发，系发普遍疏稀，或区域疏稀，致颅皮有蠹蚀之状。

【诊断】 凡患秃发者，须查其有无皮脂溢性病，因该病可致秃也。

【治疗】 凡患此者，须施行预防法，当注意毛发之卫生，维持清洁，不时洗刷，或用盐酸皮罗卡品、花露水、玫瑰水、醇四物调和，于晚间用一茶匙，擦于患处。

97

第十一节 黄 褐 斑

【定义】 此为皮肤色素限局的增多病。

【发见】 此为甚常见之皮肤病，但就医者少。

【原因】 于妇女或子宫及卵巢有病，或妊娠时，往往亦伴发斯斑，而产后即能消失，普通除外界刺激所致外，大多数因内分泌作用失常而起。

【症状】 妇女患者较男子为多，发生于面额颅及颊上之后部。

【诊断】 倘记取黄褐斑之皮面，系光滑且正常，则无他病可与之相混。

【治疗】 用纯石炭酸涂于患处，至显白色，即用酒精拭去之，可使色素脱去。

❀ 第十二节 白 斑 ❀

【同义名称】 白癜风、白癜、白斑病。

【定义】 为皮肤色素丧失病，大概因毒素所致。

【发见】 最常生于面、手、腰、股沟等处，然他处亦间能发生。

【原因】 有在受光最多处如手，或出汗最多处如腰股沟等处，且多有在袖口处，有明显之界线者。凡已结婚者，则不受染，可知其非寄生物所致。

【症状】 斑既成，则其形参差不齐，色素全失，斑处之毛，往往变白，此斑多渐增大，甚有遍布全体者。

98

【诊断】 麻木性麻风或可相混，但其患处之感觉丧失，本病不然，硬斑病皮色相同，而其形则异。盖黄褐斑则为浅色区之边为凹形，倘浅色区之边为凸形，则白斑病。

【治疗】 可暴于日光下，或用核桃汁或碘之淡溶液涂擦，可略改其色泽。

❀ 第十三节 多 汗 症 ❀

【同义名称】 出汗过度。

【定义】 此为汗腺之官能性病，而有分泌过度之情形。

【发见】　此病不甚罕见，但就诊者不多。

【原因】　全身汗出过多，常因身体虚弱之故，例如见于结核瘤病等是也，出汗过度，间或限于局部，最常见者为足之多汗症。

【症状】　最多见者为腋与脚底下之多汗症，久则酿成臭汗，以致患者及他人均恶之，其处或微起浅疱疹。

【治疗】　以清洁为要，免受任何传染，或于患处，用撒粉含等量之柳酸、硼酸、及其他种不溶解之粉剂、炭酸、锌、或石松等撒之。

第十四节　冻　　疮

【定义】　为一种限局之红斑病，半由内因，半由外因，俗名冻疮。

【原因】　其外因为寒冷，其内因为周围血循环不全，血管壁易于受伤，血易渗出及血之凝结力减小，常患于小儿，成人亦有之，为冬季之病。

【症状】　多患于四肢，如足趾手指等处。又如鼻尖亦常患之。其损害初肿，其形圆或卵圆，其大小视病之轻重而定，自觉症状甚为不适，当由冷处至热处时，其痒肿烧痛，更为剧烈，或患处破裂，甚至中央变成坏死性之溃疡，轻者至天暖即自痊。

【治疗】　行体操，使四肢血脉流通，在寒天宜适舒其袜鞋，以免妨碍静脉之流通，或行摩擦及盐水浴，宜拒绝汤壶及外界烘足，呈冻伤红斑者宜用收敛剂，酒精、白兰地、樟脑酊剂等洗涤之。手之洗涤，宜于能堪

99

之热汤，内煮沸胡桃汁之热汤，治手足之冻疮，神效。
或用明矾、丹宁、硼酸、滑石、擦皮油调合撒之。或用
生姜取汁摩擦，或以芋艿烧焦研末，以麻油调敷。

第十五节 指 甲 病

【指甲萎缩】 指甲萎缩，为一种症状，其甲之大小
形式厚薄颜色，或弹力性皆改变。有变薄而扩大者，有
缩小者，且变脆或软无定，其面有崤或沟，或有裂缝，
或受蚀之状，多失光泽，其色不一，治疗将指甲剥去，
愈速愈妙，敷以抗毒之油膏，于甲状之上。

【白甲病】 又名甲白点病，系各指甲变白，但多见
者，系一二指甲有小白桢或点，此症切不可以刀割
剥削。

100

【指甲肥大】 其甲增长或增阔或增厚不等，此形式
构造及色均改变，大概心病或肾病往往可使甲变形，患
此者多半因其手足多汗，而甲常受潮湿之故。

第十六节 毛囊性苔癣

【同义名称】 毛囊角化病，毛囊鱼鳞癣。

【定义】 为一种慢性之毛囊角化病，以在面部、腋
窝及胸背之中腺为最著。

【发见】 甚罕见。

【原因】 或说系传染，常患于幼年，男子较多于
女子。

【症状】 先起于面部，后渐发展，略有油腻，不久成棕色，鳞屑增多，最常受累为胸肢股沟四肢。

【治疗】 用碱性肥皂洗浴，或用柳酸油膏涂擦患处。

第十七节 赤　　鼻

【同义名称】 酒渣鼻，酒渣鼻痤疮，红斑性痤疮。

【定义】 此为因肠内毒素所致之、面部及鼻血管之阻性充血症。

【原因】 高年人不常见，多见于中年之男子，便秘消化不良，亦能致此，酒亦为致此病大原因，凡嗜酒及久经风霜雨雪等可致此病。

【症状】 初发时显暂时之充血如潮红状，嗣后在鼻之小静脉，皆扩张而能察见，且其充血不退，惟时加增剧。

101

【治疗】 忌食扩张血管之一切食物，例如酒、香料、胡椒、茶、咖啡等，宜多饮水，通其大便，每日可用肥皂水洗面，如有脓疱可挑破，将其内物除尽。

第十八节 雀　　斑

【定义】 此为限局之色素稀疏的渗入于生发层中之症。

【原因】 此色素无论限于小区而为雀斑，或遍布成晒斑，此斑在皮肤之色泽娇艳及发色发黄者，最易患之。

【症状】 为圆形或不规则之小色斑，其色自浅黄至深棕不一，多见于面部及手腕之背，小儿及青年患者多于老年，有雀斑甚多之人，不易再起大块之晒红。

【治疗】 治之无甚效果，莫如任其自然，或用氯化高汞，安息香醇，硫酸锌，酒精，和水洗之。

【验方】 白僵蚕、白附子、白芷、山奈、硼砂各三钱、石膏、滑石各五钱，白丁香一钱，冰片三分。共为细末，临睡用水和少许搽面，能去雀斑，润颜色。

第十九节 粉 刺

【同义名称】 黑头粉刺。

【定义】 为皮脂腺之慢性病。

【发见】 常与寻常痤疮并见，生于青年人居多。

【原因】 此种寻常发见于发身期，因此时皮脂腺功用增加之故。

【症状】 此病普通仅患于面部，然有时生于背及胸部，其发生最多之处为鼻，鼻唇皱袭，额颞及口周围等处。

【诊断】 其简单倘有疑惑，可将粉刺挤去，即可明了。

【治疗】 可涂以雷琐辛油膏，而不宜指甲挤之。

第二十节 钱 癣

【原因】 钱癣之寄生物生成原因可分五种：一小孢

子癣菌，二毛内癣菌，三毛外癣菌，四黄癣菌，五表皮癣菌。

（1）奥杜盖氏小孢子癣菌，大多数之发钱癣，多为其所致，此癣不患于成人，间有发生无发处之皮肤。一犬小孢子癣菌，系由动物中所传染，常患于颅皮，但皮肤及发部亦可染及。一糠秕小孢子癣菌，花斑癣为菌所致。一微小孢子癣菌，为外癣之病原菌。

（2）毛内癣菌，患于头皮、躯干、须部、指甲等处，此菌有四要类：一盏形毛发癣菌，能致播散而小于颅皮全部之癣菌。一尖锐毛癣发菌，发生于颅皮须部，其菌如散沙，此又名黑点钱癣，以其多含黑点。一紫色毛发癣菌，发生于发须或皮肤指甲等处，大小不一，但常显黑点。一脑形毛发癣菌，属于毛内外癣菌类，当患于须部。

（3）毛外癣菌，因其菌及孢子，多附于受染之毛发外故名，由动物传染于人，其性颇剧，能使毛发脱落。

（4）黄癣一名头癣菌，患于人体，为雪雷氏癣菌，生于动物者。另有四类，皆能发生黄癣，亦能传染于人（鸡黄癣、犬黄癣、鼠黄癣、波当氏黄癣）。

（5）表皮癣菌，致服钱癣之股沟表皮癣，昔以毛发癣菌一种。

【治疗】 以上各症，治法大约相类：

（1）初起者，宜擦肥油膏，久用则效。已久者，先宜艾叶煎汤洗患处，随擦踯躅花油，以杀菌而止痒，甚有效验。

（2）先用米泔水加明矾、花椒、葱头、煎汤熏洗，

103

再用黄牛门牙数枚，醋泡，炭火煅炼七次，成炭研细末，加热矾少许，亦研末，柏油调敷，数次即愈。

（3）用香黄散治之，松香二钱（为末，入葱管内，用线扎定，水煮融化，去蕊研末）。黄丹（水飞）一两，无名异（炒）、宫粉（炒）各一钱，轻粉（炒）三分，共为细末，香油调敷。

（4）内服可用防风通圣散料，醇酒浸焙为末，每服一钱或二钱，量其壮弱用之，食后白滚汤调下。

（5）用蔓荆捣汁，醋调敷（用子亦可）。

（6）蜗牛数十条，煎水洗之。